Lian Hua Stephanie Recillas Román

Efecto de la Senescencia Sobre la Dinámica Mitocondrial en Fibroblastos de Embrión Humano

GRIN Publishing

Bibliographic information published by the German National Library:

The German National Library lists this publication in the National Bibliography; detailed bibliographic data are available on the Internet at http://dnb.dnb.de .

Imprint:

Print and binding: Books on Demand GmbH, Norderstedt Germany
ISBN: 978-3-656-91060-2

This book at GRIN:

http://www.grin.com/es/e-book/293484/efecto-de-la-senescencia-sobre-la-dinamica-mitocondrial-en-fibroblastos

UNIVERSIDAD AUTÓNOMA METROPOLITANA

Casa abierta al tiempo

UNIVERSIDAD AUTÓNOMA METROPOLITANA

Efecto de la Senescencia sobre la Dinámica Mitocondrial en Fibroblastos de Embrión Humano (WI-38)

T E S I S

Que para obtener el grado académico de Maestra en Biología Experimental

P R E S E N T A

Q. F. B. Lian Hua Stephanie Recillas Román

México D.F., 23 de febrero del 2015.

AGRADECIMIENTOS

A la Dra. Mina Konigsberg Fainstein, por abrirme las puertas de su laboratorio en donde crecí profesionalmente, le agradezco el haber confiado en mí trabajo y por compartir conocimiento nuevo para mí.

A la Dra. Viridiana Yazmín González Puertos, por haber compartido momentos alegres, brindarme su apoyo como amiga, y enseñarme sobre cultivo celular.

A la Dra. Paulina Cortés Hernández, que durante este tiempo de maestría compartió su conocimiento y realizó un gran esfuerzo al venir a cada clase impartida, por haberme enseñado algunas de las técnicas para realizar el trabajo experimental.

A la Dra. Adriana Alarcón Aguilar, por brindarme no sólo sus conocimientos sino también su amistad y por compartir su gran alegría que la caracteriza; **al Dr. Armando Luna López,** por haber compartido su conocimiento, haberme enseñado algunas de las técnicas para realizar el trabajo experimental, por su disposición para resolver mis dudas y el gran apoyo que me brindó durante mi formación académica.

A la Dra. Norma Edith López Díaz-Guerrero, que con sus pláticas y carisma hizo cada día ameno y agradable.

Al M. en BE. Roberto Lazzarini, por su ayuda, orientación y tiempo dedicado en el microscopio confocal.

A mis compañeros de laboratorio, Andrea Cortes, Juan Carlos Cantellano, Rafael Toledo, muchas gracias a cada uno de ustedes por compartir junto a mí momentos alegres porque de cada uno aprendí y eso me hizo crecer como ser humano. Por siempre haber tenido la disposición para brindarme su ayuda cuando me surgían dudas. **Al Dr. en BE. René Hernández,** por ser un gran amigo y compañero quien siempre tuvo la mejor disposición de ayudarme y orientarme. **A Ismeraí Pedraza, Paola López, Pedro Posadas, Sandra Li, Sandra Caos,** de quienes me llevo buenos recuerdos y anécdotas muy agradables.

A mis compañeros (as) y amigos (as) de maestría Alejandro Silva, Ana María González, Monserrat Pacheco, Sheila Peña, Yadira Velazco, quienes me han retroalimentado profesionalmente; y en lo personal, por enseñarme que los amigos están presentes en los mejores momentos, pero también en tiempos con dificultades. Muchas gracias, por su ayuda incondicional e invaluable, gracias por haber compartido esta gran etapa de mi vida a su lado.

A mis amigas y compañeras, Elisa Hernández y Aglaé Trejo, que gracias a su agradable compañía siempre tuve un gran apoyo cada día, de quienes aprendí no sólo cuestiones académicas, también me enseñaron a crecer en mi vida personal y por sus consejos brindados. De quienes me llevo los bonitos recuerdos, las anécdotas graciosas y lo mejor de ustedes, su gran amistad.

A mi amiga y colega Dra. Ana Sunsunaga, de quien siempre he recibido un gran apoyo para seguir creciendo profesionalmente. Quien ha sido un gran ejemplo de constancia ante cualquier adversidad.

DEDICATORIAS

A mi amada mami Rocío Román, de quien siempre he recibido consejos y un gran apoyo en cada proyecto de mi vida, pero sobre todo le agradezco por ser más que mi madre, ser una gran amiga, una maestra de la vida, por ser la gran mujer que siempre nos sacó adelante; de quien tengo el mayor ejemplo de esfuerzo, dedicación y entrega. Quien es mi mayor orgullo y motivo de vida, por darme la mano cuando sentía que el camino se terminaba, por siempre mi corazón y mi agradecimiento.

A mi querido hermano José Manuel Recillas, de quien siempre he recibido amor, consejos y su gran apoyo en todas las decisiones que he tomado. Por su inigualable sentido del humor, quien siempre me ha hecho sonreír frente a todas las adversidades, por ser mi amigo y mi confidente. De quien he aprendido el arte de la paciencia y la perseverancia.

A mi apreciado tío José de Jesús Román, por todo el apoyo que siempre he recibido, quien ha sido un pilar muy importante para mi superación personal y profesional, de quien he aprendido la disciplina para concluir cada proyecto.

A la memoria de mi amada abuelita Marisol Esquivel, que estaría muy orgullosa de mis triunfos; a quien le agradeceré cada día de mi vida todas esas cosas que no se aprenden en la escuela y que me hicieron crecer. Gracias a su sabiduría que influyó en mí, la madurez para lograr todos los objetivos en la vida.

A mi querido novio Bruno Lombardi, por enseñarme a valorar lo hermoso de compartir en pareja cada etapa de la vida. Gracias por tu paciencia y comprensión, por los días que preferiste sacrificar tu tiempo y vacaciones para que yo pudiera cumplir con mis metas. Gracias por estar siempre a mi lado, por compartir las risas y los momentos tristes, esta tesis lleva mucho de ti.

Muchas Gracias…

A esas personas importantes en mi vida, que siempre estuvieron listas para brindarme toda su ayuda, a ellos dedico mis triunfos por todo lo inmenso que me han otorgado. Con todo mi cariño está tesis se las dedico a ustedes.

ÍNDICE

1.0 INTRODUCCIÓN 8
1.1 Senescencia Inducida por el Acortamiento de los Telómeros 9
1.2 Senescencia Prematura Inducida por Estrés 10
1.3 Dinámica Mitocondrial en Células de Mamíferos. 11
1.4 Principales Eventos de Dinámica Mitocondrial 12
1.4.1 Biogénesis Mitocondrial 12
1.4.2 Fusión y Fisión Mitocondrial 16
1.4.3 Principales Proteínas Reguladoras de la Fusión Mitocondrial 17
1.4.4 Principales Proteínas Reguladoras de la Fisión Mitocondrial 18
2.0 Antecedentes 20
3.0 Justificación 22
4.0 Pregunta de investigación 22
5.0 Hipotesis 23
6.0 OBJETIVO GENERAL 23
6.1 Objetivos particulares 23
7.0 Materiales y Métodos 24
7.1 Fibroblastos Embrionarios de Pulmón Humano WI-38 24
7.2 PD y CPD de los Cultivos Celulares WI-38 24
7.3 Proliferación celular 25
7.4 Senescencia Prematura Inducida por Estrés (SIPS). 26
7.5 Inducción de Senescencia Replicativa (SR) 26
7.6 Ensayo de Senescencia Asociada a la Actividad de la enzima β-galactosidasa (SA- β-gal). 27
7.7 Determinación de las Principales Proteínas de Dinámica Mitocondrial 27
7.7.1 Extracción de Proteínas Celulares 28
7.7.2 Cuantificación de Proteínas Mediante la técnica de Bradford 28
7.7.3 Preparación del Gel de Separación Resolvedor al 12% 29
7.7.4 Preparación del Gel Concentrador 29
7.7.5 Electroforesis 29
7.7.6 Transferencia 29
7.7.7 Bloqueo 29

7.7.8 Detección Quimioluminiscente 30
7.8 Análisis de la red mitocondrial 30
7.9 Análisis Estadístico 31
8.0 Resultados 32
8.1 Proliferación Celular 32
8.2 Ensayo de β-galactosidasa asociada a la senescencia (SA-β-gal) 33
8.3 Expresión de Proteínas Asociadas a la Dinámica Mitocondrial 38
8.4 Morfología de la Red Mitocondrial 38
9.0 DISCUSIÓN 43
CONCLUSIONES 47
PERSPECTIVAS 48
Referencias 49

RESUMEN

El envejecimiento es un proceso fisiológico, bioquímico, estructural universal e irreversible relacionado con el deterioro continuo y la pérdida progresiva de la capacidad de adaptación de los organismos. Un proceso estrechamente relacionado al envejecimiento, es la senescencia, un fenómeno celular que se presenta cuando las células han llegado a su máxima capacidad replicativa y detienen irreversiblemente el ciclo celular en la transición de la fase G_0/G_1. Las células pueden entrar en estado de senescencia por de diversos factores, como el acortamiento de los telómeros durante cada duplicación celular, en cuyo caso se conoce como senescencia replicativa (SR), o bien por la acumulación del daño oxidante en las biomoléculas en lo que se conoce como senescencia prematura inducida por estrés (SIPS).

Actualmente, se sabe que las mitocondrias son organelos dinámicos, capaces de modificar su morfología a través de procesos subcelulares tales como fusión y fisión de túbulos mitocondriales, la producción de mitocondrias y su destrucción (biogénesis mitocondrial contra mitofagia) y el transporte de las mitocondrias a diversas regiones de la célula. Estos fenómenos constituyen la dinámica mitocondrial, la cual es crucial para mantener la homeostasis celular en respuesta a estímulos del entorno. Por su papel en el metabolismo energético y en el estrés oxidativo, así como por su capacidad para desencadenar apoptosis, la mitocondria es un punto central donde se integra información respecto a la viabilidad celular. Así la dinámica mitocondrial engloba un conjunto de eventos importantes para determinar la salud celular. El estudio de la dinámica mitocondrial durante la senescencia celular inducida por diferentes vías, servirá para comprender a detalle los cambios subcelulares que la acompañan, ayudando así al entendimiento de las enfermedades asociadas a los adultos mayores. En este trabajo se usaron fibroblastos de pulmón humano (WI-38), para evaluar la dinámica mitocondrial durante la senescencia inducida de distintas maneras: SR y SIPS. Así mismo se evaluaron los niveles de expresión de las principales proteínas de dinámica mitocondrial: Opa1 (fusión), Drp1 (fisión) y PGC1α (biogénesis mitocondrial), durante la senescencia, utilizando la técnica de Western blot. Los datos mostraron que Opa1 disminuye durante SIPS, contrario a lo que sucede en SR donde hay un aumento en Drp1. También se evaluó la morfología de la red mitocondrial por microscopía confocal y se observó que durante SR se mantenía el patrón tubular de manera similar al grupo control, mientras que en SIPS había una hiperfusión de la red en áreas cercanas al núcleo de la célula y al mismo tiempo una fragmentación en las zonas más alejadas. Aún hay muchas preguntas por resolver en los mecanismos celulares que se presentan durante la senescencia, sin embargo, este trabajo sugiere que la dinámica mitocondrial presenta mecanismos diferentes en los tipos de senescencia analizados.

ABSTRACT

Aging is a universal an irreversible physiological process that is related to continued deterioration as well as to the progressive loss of the organism's adaptive capacity. Senescence is a cellular phenomenon related to aging, which occurs when the cells reach their maximum replicative capacity and therefore irreversibly stop the cell cycle in G1 phase. Cells can achieve senescence by different pathways or stimulus, such as telomere shortening during cellular proliferation, in which case the event is called replicative senescence (RS), or due to biomolecules' oxidative damage, and which is then called stress induced premature senescence (SIPS).

It is now known that mitochondria are dynamic organelles able to modify their morphology due to subcellular processes such as mitochondrial fusion, fission, biogenesis, mitophagy and transport, which altogether are called mitochondrial dynamics (MD). During senescence cellular homeostasis changes, however the exact modifications in MD are still unclear and nothing is known about the differences in MD among diverse forms of senesce. Hence the aim of this work was to understand if there are variations in MD due to the pathway of senescence induction. Human lung fibroblasts WI38 were used to study MD in RS and SIPS. Some of MD's main effector proteins were determined by western blot: Opa1 (fusion), Drp1 (fission) and PGC1α (biogenesis). Our results showed that Opa1 decreased during SIPS while Drp1 increased in SR. The mitochondrial network was also evaluated by confocal microscopy. Interestingly, SR cells maintained the normal tubular morphology, whereas SIPS cells presented hiperfused morphology in the center around the nucleus and at the same time fragmentation in the more remote zones. More experiments are necessary in order to completely characterize MD, however this work shows for the first time that MD in senescent cells might be different depending of the senescence induction path.

"El método científico, inventado siglos atrás, era una técnica tan fértil que continuaría dando frutos durante siglos, aún en manos de hombres incapaces de verdadera originalidad."

Olaf Stapledon.

"Hacedor de Estrellas".

1.0 INTRODUCCIÓN

El envejecimiento es un proceso fisiológico universal e irreversible relacionado con el continuo deterioro y la pérdida progresiva de la capacidad de adaptación en los organismos (Hoyl, 2008). El envejecimiento es también un fenómeno multifactorial que afecta todos los niveles de organización biológica, desde las células hasta los sistemas fisiológicos, que llevan a que los organismos tengan una mayor predisposición a desarrollar enfermedades (Hoyl, 2008).

La comprensión de los mecanismos precisos por los cuales ocurre el envejecimiento involucra aspectos moleculares y celulares que ocurren durante esta etapa de la vida, por lo que varios estudios han sugerido que la senescencia *in vitro* puede reflejar algunas de las características del envejecimiento *in vivo* (Schneider y Mitsui, 1976). Además, se ha visto que existe una acumulación de células senescentes en tejidos de animales viejos (Dimiri, 1995).

La senescencia celular se puede entender como un proceso que limita la proliferación de las células normales en cultivo y se caracteriza por la detención irreversible del ciclo celular en la transición G_0/G_1 (Campisi, 2000; Lafferty-Whyte *et al.*, 2009). Las células senescentes mantienen su actividad metabólica, pero presentan cambios específicos que van de acuerdo con el tipo celular. Aunque en la actualidad no se ha encontrado un marcador que sea específico del estado senescente, se han observado cambios morfológicos y varias características que, en su conjunto, pueden ser observadas en el fenotipo senescente. Las principales peculiaridades de este estado celular son:

- Aumento en el tamaño celular; más del doble con respecto al tamaño de los homólogos no senescentes. Morfológicamente las células se observan aplanadas con una gran cantidad de vesículas (Hayflick, 1965).
- Limita el ciclo celular en la transición G_0/G_1, lo cual no puede ser revertido por estímulos mitogénicos conocidos (Rodier y Campisi, 2011).

❖ Secreción al medio extracelular de diversas citocinas y moléculas en lo que se ha denominado fenotipo secretor asociado a la senescencia (SASP) (Rodier y Campisi, 2011).

❖ Las células senescentes, no son susceptibles a estímulos apoptóticos, frente a un daño moderado en su ADN, sino que adoptan un fenotipo senescente (López-Díaz Guerrero *et al.*, 2005).

Las células pueden ser inducidas hacia la senescencia al estar expuestas a diversos estímulos o daño, por lo que se han empleado diferentes nombres para denominar a la senescencia dependiendo del mecanismo por el cual llegaron a dicho estado. Así, se distinguen: la senescencia inducida por el acortamiento de los telómeros, que también se le conoce como senescencia replicativa (SR) (Harley *et al.*, 1990) y que ocurre cuando las células han logrado duplicarse al máximo y depende generalmente de la longitud de los telómeros, o bien la senescencia prematura inducida por estrés llamada SIPS y que se ha relacionado con el daño celular, en especial con el daño al ADN (Pascal *et al.*, 2005).

Durante el envejecimiento, las células senescentes se acumulan en los tejidos, por lo que se ha sugerido que este proceso participa en la regulación del envejecimiento celular y el mantenimiento de los tejidos.

1.1 Senescencia Inducida por el Acortamiento de los Telómeros

En 1961 Hayflick y Moorehead observaron que los fibroblastos y otras células humanas no tumorales en cultivo, eran capaces de llevar a cabo un número finito de duplicaciones. Llegado este momento, las células perdían su potencial replicativo entrando en una fase a la cual denominaron senescencia replicativa. Ahora se sabe que este fenómeno se induce debido a la pérdida del material genético no codificante localizado en las regiones teloméricas o bien a la pérdida de la estructura telomérica. Estudios realizados con la enzima telomerasa, encargada de mantener la integridad de los fragmentos teloméricos, han demostrado la relación entre la telomerasa y la senescencia replicativa (Blackburn y Greider, 1985; Bodnar *et al.*, 1998), ya que si ésta enzima no está activa, como sucede en la mayoría de las células somáticas, los telómeros se acortan con cada duplicación celular. El número de duplicaciones que es capaz de realizar una célula en cultivo es más o menos constante cuando las condiciones del medio no varían y cuando una célula alcanza dicho número de duplicaciones se conoce como límite de Hayflick (Hayflick y Moorhead, 1961) y la célula entra en senescencia (figura 1). A este tipo de senescencia se le denomina senescencia replicativa (SR).

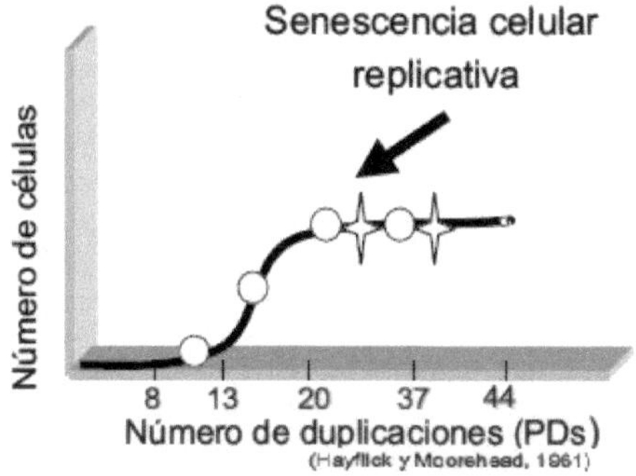

Figura 1. Límite de Hayflick. En 1961, se describió que los cultivos primarios tienen un número finito de duplicaciones celulares, después de las cuales entran en una etapa a la que se llamó senescencia (representada en la curva de proliferación con las estrellas). El momento en el que las células llegan a esta punto se conoce como límite de Hayflick (López-Díaz Guerrero et al., 2005).

1.2 Senescencia Prematura Inducida por Estrés

En 1956 Denham Harman propuso la teoría de envejecimiento por radicales libres,que sugiere la acumulación del daño oxidante en las biomoléculas a lo largo de la vida, es el causante del envejecimiento. Sus investigaciones adquirieron relevancia en el campo de la senescencia cuando se descubrió que el estrés oxidante estimula a las células para que entren en senescencia prematura, lo que se ha denominado senescencia prematura inducida por estrés (SIPS) (Chen *et al.*, 2001). El peróxido de hidrógeno (H_2O_2) ha sido el inductor frecuentemente utilizado para generar SIPS (Duan *et al.*, 2005). Se ha observado que el estrés oxidante ocasiona daños a nivel del ADN, promoviendo la detención del ciclo celular, que induce un fenotipo similar al observado en la SR (Dimri *et al.*, 1995; Chen *et al.*, 2001).

La disfunción mitocondrial, es conocida como otro factor importante asociado a la senescencia celular, ya que estos organelos generan continuamente especies reactivas de oxígeno (ERO), que son potencialmente perjudiciales (Balaban *et al.*,

2005; Makpol *et al.*, 2012). En condiciones metabólicas normales, existe un balance entre los eventos oxidantes (producción de ERO) y los sistemas de defensa (antioxidantes), que mantiene la homeostasis celular y la regulación del estado redox intracelular (Parrinello *et al.*, 2003). Las especies reactivas provocan daño en general a los ácidos nucleicos (Fraga *et al.*, 1990), lípidos (Marnett *et al.*, 1985) y proteínas. Estas biomoléculas se ven afectadas, sufriendo alteraciones en la función y en la estructura. De esta manera el daño oxidante acumulado es causante de la senescencia celular, del envejecimiento y se asocia con el desarrollo de enfermedades degenerativas (Halliwell, 1989). Las células poseen mecanismos antioxidantes, de tipo enzimáticos y no enzimáticos, que evitan el daño celular ocasionado por un aumento en la generación de las ERO. Cuando se excede la capacidad antioxidante de las células, se dice que las células están en estrés oxidante. En algunos tipos celulares, el estrés oxidante al que se ven sometidas es capaz de inducir senescencia independientemente del acortamiento de telómeros. Se ha demostrado que, en respuesta al estrés oxidante y la replicación exhaustiva, los células activan un programa de senescencia; observándose las principales características de dicho estado (Hutter *et al.*, 2002; Kiyoshima *et al.*, 2012).

1.3 Dinámica Mitocondrial en Células de Mamíferos.

Las mitocondrias están presentes en la gran mayoría de las células diferenciadas pero existen diferencias substanciales en cuanto a su número, estructura y función, lo que es un reflejo de la variabilidad de la demanda energética dentro de un organismo (Garesse y Vallejo, 2001). Estos organelos se organizan formando redes mitocondriales, lo que les permite interactuar entre sí para homogeneizarse, o inclusive interactuar con otros organelos como el núcleo o el retículo endoplásmico (Krendel *et al.*, 1998). La dinámica mitocondrial es un término relativamente nuevo que se usa para referirse a la regulación, la distribución y la morfología mitocondrial. Se asocia a eventos particulares como fusión, fisión, biogénesis mitocondrial, mitofagia, y el movimiento de estos organelos a lo largo del citoesqueleto, (figura 2) (Seo *et al.*, 2010).

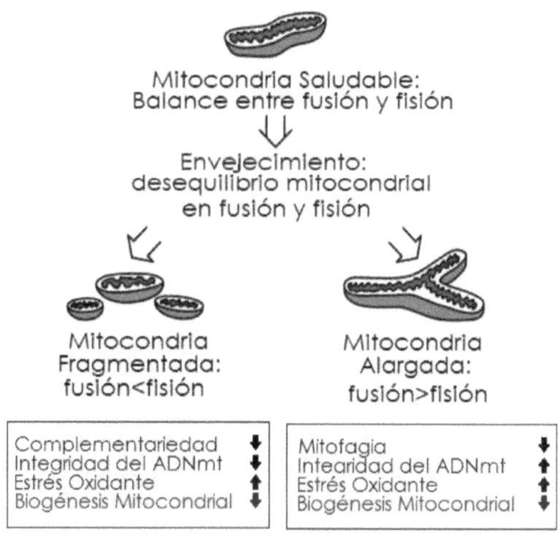

Figura 2. Modelo de la influencia de la dinámica mitocondrial en el envejecimiento (Seo et al., 2010). Durante el envejecimiento se ha observado un desequilibrio entre los eventos de fusión y fisión mitocondrial.

1.4 Principales Eventos de Dinámica Mitocondrial

1.4.1 Biogénesis Mitocondrial

Para la expresión génica mitocondrial participan moléculas como el factor de transcripción mitocondrial (TFAM), la ARN polimerasa (Polrmt) y el factor de transcripción mitocondrial B2 (TFB2). Estos factores, son suficientes para la transcripción del ADN mitocondrial (ADNmt) (Wenz, 2013). Sin embargo, la biogénesis mitocondrial depende de la expresión coordinada de los genomas mitocondrial y nuclear, ya que el ADNmt sólo codifica para 13 de las subunidades de la fosforilación oxidativa, dos ARN ribosómicos y 22 ARN de transferencia. Actualmente se conoce poco acerca de los mecanismos que regulan la interacción de ambos sistemas genéticos (Garesse y Vallejo, 2001). La biogénesis mitocondrial implica la expresión de genes involucrados en las funciones mitocondriales y en el mantenimiento del genoma mitocondrial, también de aquellos genes que participan en la dinámica mitocondrial permitiendo que el organelo sea funcional (Vanhorebeek *et al.*, 2012).

La expresión coordinada de los genes nucleares y mitocondriales es regulada por un conjunto de factores de transcripción que modulan la masa y la función mitocondrial en respuesta a la etapa del ciclo celular, demandas energéticas y la producción constante de ERO (Scarpulla *et al.*, 2012). Los primeros factores de transcripción identificados fueron los factores nucleares respiratorios 1 y 2 (NRF1 y NRF2).

NRF-1, inicialmente identificado a través de su unión al promotor del citocromo c, funciona como un regulador positivo de la transcripción. Actúa sobre los genes nucleares que codifican las subunidades de la cadena respiratoria y así como TFAM que activa la transcripción del ADN mitocondrial. Mientras que, NRF-2 se identificó como un activador de la transcripción de múltiples subunidades de la subunidad IV de la citocromo oxidasa (COX IV). Se ha demostrado que, el control de la transcripción mitocondrial por ambos NRFs es parte del mecanismo de coordinación de la expresión de la cadena respiratoria con la biogénesis del propio organelo.

Posteriormente se han descrito otros factores de transcripción implicados en la regulación de genes con funciones mitocondriales como son la familia de receptores relacionados a estrógenos (ERR), la familia de PPAR (receptores activados por el proliferador de peroxisomas), el elemento de respuesta a AMPc (CREB) y Yin Yang 1 (YY1). Varios de estos receptores nucleares requieren de co-reguladores que ayuden a la remodelación de la cromatina y/o a modificar la actividad de la maquinaria básica de la transcripción del gen diana. Los co-reguladores pueden tener acciones positivas funcionando como co-activadores o negativas siendo co-represores (Li *et al.*, 2011). Así, para la biogénesis mitocondrial, participa la familia PGC, compuesta por PGC1α, PGC1β y PRC, como principales co-reguladores transcripcionales. Éstos co-reguladores trabajan en conjunto con los factores de transcripción PPAR, ERR, NRF y CREB (Scarpulla, 2011).

Los receptores relacionados a estrógeno (ERR) son factores de transcripción pertenecientes a la familia de los receptores nucleares huérfanos, ya que no se les conoce ningún ligando endógeno. Aún no se sabe si tienen algún ligando natural de importancia fisiológica que falte por descubrir, pero estos receptores presentan actividad constitutiva y pueden unir co-reguladores de manera independiente de la unión a un ligando. Así, su principal regulación parece ocurrir por la disponibilidad de sus co-reguladores. Activan la expresión de cientos de genes que controlan muchos aspectos del metabolismo energético, de la función mitocondrial y así mismo estimulan la biogénesis mitocondrial mediante la unión con PGC1α y β (Scarpulla, 2011).

Los receptores de estrógeno ERR son receptores nucleares y factores de transcripción que regulan la expresión génica de manera dependiente de su unión a ligando y en respuesta específica a señales fisiológicas. Están asociados con cientos de genes que controlan todos los aspectos de la función mitocondrial y así mismo estimulan la biogénesis mitocondrial mediante la unión con PGC1α (Scarpulla, 2011).

Los receptores PPARs, son proteínas de aproximadamente 56 kD, pertenecen a la superfamilia de receptores nucleares que funcionan como factores de transcripción. Regulan la expresión de genes en respuesta a ligandos específicos como los ácidos grasos eicosanoides, fosfolípidos y endocanabinoides. Existen tres isoformas de PPARs que poseen una estructura similar pero con diferente distribución en los tejidos: PPARα, PPARβ y PPARγ.

Por su parte, el co-activador transcripcional PGC-1α se ha planteado como el regulador central de la biogénesis mitocondrial y de la expresión de genes que permite cambios metabólicos dentro de la mitocondria en respuesta a estímulos, debido a que múltiples vías que regulan la expresión de factores mitocondriales que convergen en él (Fig. 3) (Li *et al.*, 2011; Scarpulla *et al.*, 2012; Wenz, 2011). PGC1α se identificó inicialmente como un proliferador de peroxisomas activado por el receptor PPARγ. El gen PGC-1α se encuentra en el cromosoma 4p15.1 y su función primaria es la de estimular la biogénesis mitocondrial y el metabolismo oxidante (Nitz *et al.*, 2007). Su descubrimiento representó un gran avance en el esclarecimiento de los mecanismos moleculares que conllevan a la biogénesis mitocondrial. Este gen no contiene una típica caja TATA en la región promotora, por lo que es altamente inducible en respuesta a una variedad de condiciones fisiológicas. Su expresión aumenta en respuesta a estímulos nutricionales y ambientales (Lin *et al.*, 2005). La expresión de este gen es abundante en los tejidos de alta demanda energética, como en el corazón, músculo esquelético, riñón y cerebro (Nitz *et al.*, 2007). Estudios recientes en ratones sobre la inactivación del gen PGC-1α indican que tiene un papel crucial en la función neuronal y el balance de energía. La deficiencia en la expresión de PGC-1α influye en la función mitocondrial, contribuyendo a la neurodegeneración. Además, PGC-1α participa de manera importante en la regulación de los genes responsables de la detoxificación de ERO (Lee y Wei, 2005). Debido a que la expresión de PGC-1α se ve afectada en diversas patologías, se ha sugerido un potencial terapéutico para los compuestos activadores de dicho factor en el cerebro (Chowanadisai *et al.*, 2010).

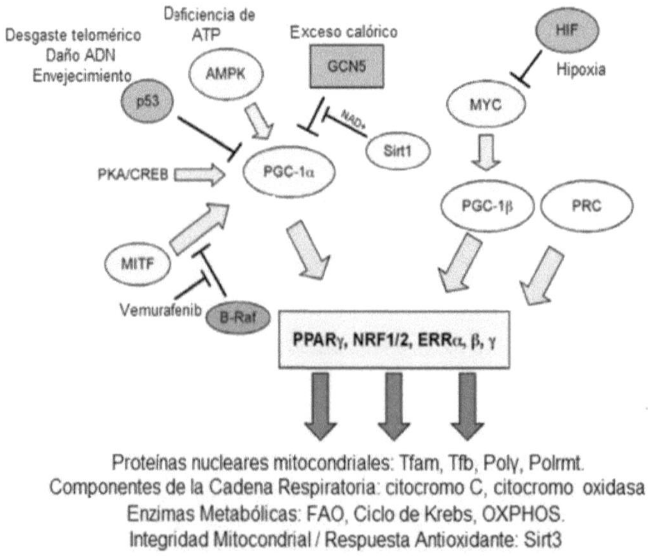

Figura 3. Vías de señalización que regulan la biogénesis mitocondrial en respuesta al estrés. La masa mitocondrial se incrementa en respuesta al estrés de nutrientes a través del aumento de la biogénesis. PGC-1α es clave para la coordinación de las respuestas a la disponibilidad y la inducción de la biogénesis a través de la co-activación de NRF1 / 2, ERR. Estos factores de transcripción inducen genes codificados como Tfam y polimerasas mitocondriales, así como la expresión de enzimas metabólicas (Boland et al, 2013).

1.4.2 Fusión y Fisión Mitocondrial

La fusión mitocondrial es un proceso que involucra la unión de dos o más mitocondrias y por lo tanto modifica la morfología mitocondrial. Su función es la de permitir la mezcla de contenidos mitocondriales, particularmente ADN (Liesa *et al.*, 2009). Experimentalmente se ha determinado que las mitocondrias que no pueden fusionarse pierden el ADN mitocondrial. La fusión mitocondrial está contrarrestada por eventos de división o fisión, que constituyen la forma en la que las mitocondrias surgen a partir de las ya existentes, para distribuirse a nuevas células o a porciones celulares lejanas. La fisión mitocondrial también facilita el control de calidad del organelo ya que, al dividirse en organelos más pequeños, las mitocondrias defectuosas serán más fácilmente aisladas y eliminadas a través de un proceso especial de autofagia, llamado mitofagia (Arduino *et al.*, 2011). Las mitocondrias que no pueden fisionarse acumulan mutaciones en el ADN mitocondrial, probablemente por la falta de control de calidad eficiente (Huang *et al.*, 2011). Así los defectos en la fusión-fisión mitocondrial producen disfunción mitocondrial y pueden aumentar la producción de ERO.

En 1997, se descubrió el primer gen que participa en la fusión de las mitocondrias en *Drosophila melanogaster* (Hales y Fuller, 1997). A partir de entonces, se han identificado distintos genes que participan tanto en la fusión como en la fisión, inicialmente descritos en levadura y posteriormente en células de mamíferos (Yaffe, 1999). Entonces, de manera natural, las mitocondrias de todas las células atraviesan un ciclo de vida que comprende un balance entre eventos de fusión y de fisión; ambos procesos están mediados por proteínas características (Tabla 1) (Campello y Scorrano, 2010).

Tabla 1. Localización de las principales proteínas responsables de los eventos de fusión y fisión mitocondrial en mamíferos (Campello y Scorrano, 2010).

Proceso	Proteína	Localización
Fusión	**OPA-1**	Membrana mitocondrial interna (proteína transmembranal) con un dominio ubicado en el espacio intermembranal.
	MFN-1	Membrana mitocondrial externa (proteína transmembranal) con dominios en espacio intermembranal y en el citosol.
	MFN-2	Membrana mitocondrial externa (proteína transmembranal)

		con dominios en espacio intermembranal y en el citosol.
Fisión	**DRP-1**	Citosol. Se asocia mediante otros factores a membrana mitocondrial externa y a peroxisomas.
	FIS-1	Anclada en membrana mitocondrial externa (proteína transmembranal), con un dominio citosólico.
	MFF	Anclada en la membrana mitocondrial externa (proteína transmembranal), con un dominio citosólico.

1.4.3 Principales Proteínas Reguladoras de la Fusión Mitocondrial

❖ Proteínas mitofusina tipo 1 y tipo 2 (MFN-1/ MNF-2). Tanto MNF-1 como MNF-2 son dinaminas con actividad GTPasas que comparten alto grado de homología entre sí y por consiguiente poseen estructura similar. Su función principal es la de mediar el primer paso de la fusión mitocondrial, el cual consiste en la interacción e inmovilización de dos mitocondrias adyacentes y la posterior fusión de las membranas mitocondriales externas. Esto ocurre a través de la formación de un dímero antiparalelo entre dos moléculas de MFN, los cuales pueden ser homotípicos (MFN1-MFN1 o MFN-2 MFN-2) o heterotípicos (MFN1-MFN2). Debido a que MFN1 muestra una mayor actividad GTPasa que MFN2, las mitocondrias que expresan MFN1 muestran una eficiencia mayor de interacción e inmovilización de mitocondrias, que aquellas que expresan Mfn2 (Chen *et al.*, 2003).

❖ Proteína de la atrofia óptica tipo-1 (OPA-1). También pertenece a la familia de las dinaminas GTPasas. Es la GTPasa responsable de la fusión de las membranas mitocondriales internas, que es el segundo paso en el proceso de fusión mitocondrial. Recibe su nombre de la mutación causante de la neuropatía denominada Atrofia Óptica Autosómica Dominante (ADOA), que resulta en la pérdida de fibras del nervio óptico. Está asociada a la membrana mitocondrial interna con una porción localizada en el espacio intermembranal. Se encuentra expresada en altos niveles en tejidos como el cerebro, la retina, el hígado, el corazón, el páncreas y el músculo esquelético (Liesa *et al.*, 2009). Además de su rol en el control de la fusión mitocondrial, OPA-1 interviene en el remodelado y mantenimiento de las crestas mitocondriales y en la liberación de citocromo c (Olichon *et al.*, 2002).

1.4.4 Principales Proteínas Reguladoras de la Fisión Mitocondrial

❖ Proteína relacionada con la dinamina-1 (DRP-1). La fisión mitocondrial depende principalmente de DRP-1, pertenece a la familia de las dinaminas GTPasas. La localización de DRP-1 es mayormente citoplasmática pero una parte de esta proteína es detectada en puntos concretos de la mitocondria, en los cuales se producirá la escisión de la doble membrana mitocondrial. DRP1 se ensambla en complejos multiméricos en forma de anillo alrededor de la membrana mitocondrial externa en los sitios de fisión mitocondrial. Estos anillos se constriñen por la hidrólisis del GTP promoviendo la división mitocondrial (Koirala *et al.*, 2010; Otera *et al.*, 2010).

❖ Proteína de fisión-1 (FIS-1). Puesto que la proteína DRP-1 carece de dominios transmenbranales o de péptidos señal con destino a la mitocondria, se ha sugerido que requiere ser reclutada a la membrana a través de otras proteínas. FIS-1 es una proteína anclada en la membrana mitocondrial externa y fue el primer receptor mitocondrial propuesto para DRP1. Se ha propuesto que funciona para reclutar a DRP1 en la superficie de la mitocondria y/o como un adaptador en el ensamblaje de complejos de fisión. Sin embargo, el requerimiento absoluto de FIS-1 para la fisión mitocondrial aún es controversial debido a las siguientes evidencias: a) la reducción de los niveles de FIS-1 mediante ARN de interferencia no interfiere con la localización mitocondrial de DRP-1 (Lee *et al.*, 2004); b) la asociación directa entre FIS-1 y DRP-1 se ha demostrado sólo con proteínas recombinantes y aún no se ha demostrado *in vivo* (Yoon *et al.*, 2003).

❖ Factor de fisión mitocondrial (MFF). Representa un nuevo componente de la maquinaria de la fisión mitocondrial de mamíferos. Se encuentra anclado en la membrana mitocondrial externa y se ha propuesto que tiene un papel en la fisión mitocondrial (Otera *et al.*, 2010). Otera y Mihara (2011) señalan a MFF como una proteína fundamental en el reclutamiento de DRP-1 a las mitocondrias, que trabaja junto con FIS-1. MFF se localiza en puntos específicos de las mitocondrias y se ha observado que la sobreexpresión de MFF aumenta la asociación de DRP-1 citosólico a las mitocondrias, promoviendo la fisión mitocondrial. Por el contrario, la pérdida de función de MFF resulta en una reducción de DRP1 en la superficie de las mitocondrias y en un alargamiento de la red mitocondrial.

2.0 ANTECEDENTES

Se ha propuesto que durante el envejecimiento existe una alteración en la dinámica mitocondrial. La disfunción mitocondrial observada durante el envejecimiento podría modificar el equilibrio entre la fusión y la fisión favoreciendo el daño celular y la generación de ERO (Chan, 2006). Chevrollier y colaboradores (2008), han puesto de manifiesto las consecuencias de la mutaciones en genes involucrados en la fusión y la fisión, confirmando que la dinámica mitocondrial está involucrada en el metabolismo energético, la morfología mitocondrial y la distribución subcelular.

La red mitocondrial muestra diferentes morfologías, ya sea tubular-interconectada, o bien discontinua-fragmentada. El equilibrio entre la fisión y la fusión mitocondrial depende del tipo de célula y de la situación fisiológica en la que se encuentre (Mai *et al*, 2010). Se ha observado en diversos tipos celulares que antes de la citocinesis (Taguchi *et al.*, 2007) o durante momentos de estrés existen más eventos de fisión (Jendrach *et al.*, 2008; Lyamzaev *et al.*, 2004; Perfettini *et al.*, 2005).

En el caso del envejecimiento y la senescencia, existen reportes controversiales. Por un lado, se ha reportado que en algunos tipos de células senescentes se observa una extensa red mitocondrial (Navratil *et al.*, 2008; Unterluggauer *et al.*, 2007; Yoon *et al*, 2006; Zottini *et al*, 2006), lo que ha propuesto la hipótesis de que la fusión de las mitocondrias en las células viejas tiene una función (Mai *et al*, 2010). Esto es congruente con diversos estudios que han demostrado que al mantenerse constantes los eventos de fusión, hay una resistencia a los estímulos apoptóticos (Jahani-Asl *et al.*, 2007; Lee *et al.*, 2004; Sugioka *et al.*, 2004;). Por el contrario, la fragmentación de las mitocondrias facilita eventos como la mitofagia favoreciendo el recambio de organelos dañados. En el 2008, Knott y colaboradores encontraron que tanto la disminución en las proteínas de fusión mitocondrial como las mutaciones en éstas, se traducen en un aumento de la fragmentación mitocondrial, lo que está relacionado con diversas patologías neurodegenerativas como la enfermedad de Parkinson, Alzheimer, entre otras.

Otros estudios señalan que la fragmentación mitocondrial excesiva facilita la apoptosis a través de la liberación del citocromo c (Youle y Bliek, 2012). Congruente con esto, en un estudio con células HeLa, se propone que una red mitocondrial fusionada promueve la inducción a la senescencia (Lee *et al*, 2007), posiblemente por la generación constante de ERO. Esta conclusión es contraria a los estudios de dinámica mitocondrial comentados en el párrafo anterior.

Hiromichi y colaboradores (2013) encontraron que durante la inducción de senescencia en células epiteliales bronquiales humanas (HBEC), mediante la exposición al extracto del humo del cigarro ocurrió una fragmentación mitocondrial y también observaron que se presentaba una disminución en las principales proteínas de fusión como OPA1 y MFN 1 y 2. Contrario a estas evidencias, se ha demostrado que en otras líneas celulares, en modelos de senescencia inducida por el tratamiento con desferoxamina y/o H_2O_2, la red mitocondrial se encuentra fusionada y se ha correlacionado con la reducción en los niveles de FIS1 durante la senescencia (Lee *et al.*, 2007; Yoon *et al.*, 2006; Zottini *et al*, 2006).

En cuanto a la biogénesis mitocondrial durante la senescencia, hay pocos estudios. Las mitocondrias deben ser regeneradas durante la vida de una célula. Si este proceso falla, puede alterar la funcionalidad celular y del tejido al cual pertenecen. Se sabe que ante la demanda de mayor cantidad de energía, los tejidos responden produciendo nuevas mitocondrias (Lopez-Lluch *et al.*, 2008), de modo que la biogénesis mitocondrial está influenciada por condiciones fisiológicas y energéticas en continuo cambio. Gutsaeva y colaboradores confirmaron que varios factores del medio conllevan a la expresión del principal gen de biogénesis mitocondrial, PGC-1α. Dichos autores estimularon la biogénesis mitocondrial en el cerebro de ratones ante un ambiente elevado de O_2 (hiperoxia) (Gutsaeva *et al.*, 2008), demostrando que la expresión del gen está condicionado directamente por el medio ambiente. No obstante, su papel durante la senescencia celular aún no se ha establecido.

3.0 JUSTIFICACIÓN

Las mitocondrias son los organelos celulares encargados de suministrar la energía necesaria para la actividad y supervivencia celular en forma de ATP. Así mismo, son reservorios de calcio, esenciales en rutas de biosíntesis, participan en la muerte celular programada y son uno de los principales productores de ERO. En función del requerimiento energético de cada tejido, la cantidad de mitocondrias en cada célula es distinta, así como la dinámica que deben mantener en cuanto a su distribución.

Actualmente se han iniciado estudios genéticos y moleculares centrados en la identificación de genes encargados del control y ejecución de los procesos de fusión y fisión mitocondrial. Sin embargo, a pesar de que ha habido grandes avances en el estudio de la dinámica mitocondrial, este campo aún es relativamente nuevo, por lo que no se conocen todos los factores que determinan las diferencias en la morfología y la dinámica de este organelo, en los distintos tipos de células, se desconoce su importancia durante las diversas etapas metabólicas. Así mismo, se sabe que las alteraciones en la dinámica mitocondrial provocan una gran cantidad de enfermedades (Arduino *et al.*, 2011) y que algunas de estas se acompañan de alteraciones en la dinámica mitocondrial.

Es por ello que en este trabajo se estudió la dinámica mitocondrial durante la senescencia celular inducida por diferentes vías, para contribuir al entendimiento de procesos importantes y con impacto social como lo son el envejecimiento y las enfermedades asociadas a la tercera edad.

4.0 PREGUNTA DE INVESTIGACIÓN

¿Será distinta la dinámica mitocondrial durante la senescencia replicativa y la inducida por estrés en cultivos primarios humanos?

5.0 HIPOTESIS

El mecanismo por el cual las células senescentes detienen su proliferación es diferente durante la senescencia replicativa y la inducida por estrés, Por lo tanto, habrá diferencias en la dinámica mitocondrial de acuerdo con el tipo de inducción senescente.

6.0 OBJETIVO GENERAL

Determinar las diferencias en la dinámica mitocondrial en células humanas, en función de la vía de inducción de la senescencia, (SR y SIPS).

6.1 Objetivos particulares

- Establecer un modelo de senescencia replicativa en las células WI-38.
- Establecer el modelo de inducción de senescencia prematura inducida por estrés (SIPS) en las células WI-38.
- Determinar la presencia de proteínas relacionadas con la fusión, fisión y biogénesis mitocondrial en los modelos de senescencia.
- Comparar las modificaciones en la red mitocondrial en SR y SIPS.

7.0 MATERIALES Y MÉTODOS

7.1 Fibroblastos Embrionarios de Pulmón Humano WI-38

Se usó como modelo celular, cultivos primarios provenientes de humanos, conformado por fibroblastos derivados del tejido pulmonar; denominados WI-38 (adquiridas de la ATCC). Estas células fueron aisladas por Leonard Hayflick y Paul Moorhead en la década de 1960 (Hayflick, 1965).

Las células WI-38 se cultivaron en Medio Esencial Mínimo (MEM), suplementado con suero fetal bovino (SFB) Gibco® al 10% y con antibiótico-antimicótico 100x Gibco® al 1%, y se mantuvieron en una incubadora a 37°C y 5% de CO_2. Se les cambió el medio cada tercer día.

Las células WI-38 crecen y se dividen en monocapa, por lo general siguen el patrón característico de crecimiento compuesto por cuatro fases:

1) Fase Lag. Inmediatamente tras colocar las células en el recipiente de cultivo, éstas crecen lentamente mientras se recuperan del estrés y se adaptan al medio.
2) Fase exponencial. Las células entran en un período de crecimiento exponencial que dura hasta que toda la superficie de crecimiento está ocupada o la concentración de células excede la capacidad del medio a esto se le conoce como confluencia.
3) Fase estacionaria o meseta. La proliferación celular se enlentece y se detiene.
4) Fase de declive. Cuando en cultivo el número de células no incrementa, perdiendo su viabilidad. Esto correspondería a la etapa de senescencia replicativa.

7.2 PD y CPD de los Cultivos Celulares WI-38

Para los cultivos diploides, una duplicación de la población es un aumento de dos veces en el número total de células en cultivo. Para calcular la duplicación de la población (o por sus siglas en inglés populations doublings, PD), las células fueron sembradas en cajas Petri con un área de crecimiento de 58.95 cm^2, a una densidad de 590, 000. Cuando los cultivos alcanzaban una confluencia del 90%, fueron despegadas con tripsina para contar el número de células como se describe en el apartado de proliferación celular, posteriormente se calculó el PD utilizando la siguiente fórmula:

$$PD = \frac{\log(\frac{Nt}{Ni})}{log\ 2}$$

Donde *Nt* es el número total de células contadas, *Ni* es la densidad a la que fueron sembradas las células. La duplicación de la población se calculó en cada ocasión que las células llegaban al 90% de confluencia de acuerdo con la ecuación.

Una vez estimado el valor de PD, se calculó el número total de duplicación de la población celular, conocido como duplicación de la población acumulada o CPD (por sus siglas en inglés, cumulative population doublings) que fueron calculados realizando la suma de cada PD con cada CPD calculado anteriormente.

7.3 Proliferación celular

Se realizaron 3 curvas de proliferación independientes y por triplicado, para células no senescentes (NS) o controles, células senescentes prematuras inducidas mediante H_2O_2 (SIPS) y células senescentes replicativas (SR). Las células fueron sembradas en cajas Petri de 24 pozos con un área de crecimiento de 2 cm^2, a una densidad de 20,000 células por pozo. Se realizaron un total de 4 determinaciones cada dos días, hasta el octavo día.

La proliferación celular se realizó mediante la técnica de exclusión del azul tripano. Este es un colorante que permite diferenciar células vivas de aquellas muertas. En las células vivas, la membrana plasmática es selectiva respecto a qué compuestos pueden atravesarla, por lo que el azul de tripano no entra; sin embargo, las células muertas pierden la permeabilidad en su membrana y el colorante se difunde al interior de la célula. De esta manera se distinguen bajo el microscopio células vivas incoloras, de aquellas muertas que absorbieron el color azul, permitiendo el conteo celular con la ayuda de un hemocitómetro (Cámara de Neubauer). Para realizar este método, se añadió 100 µL de tripsina-EDTA 0.25 % (SIGMA®) para despegar las células de la superficie de la caja Petri. Para inactivar la reacción de la tripsina, se agregaron 200 µL de medio MEM suplementado. Todo el volumen fue colectado en un tubo eppendorf, del cual se tomó una alícuota de 20 µL de suspensión celular y 20 µL de azul de tripano que fueron homogenizados. De ésta suspensión se tomaron 10 µL que fueron depositados en el hemocitómetro. Se contaron las células no teñidas en los 4 cuadrantes de la cámara Neubauer utilizando un microscopio óptico. Para determinar la cantidad de células se utilizó la siguiente fórmula:

$$\frac{No.\,de\ células}{mL} = (C1 + C2 + C3 + C4)/4 \times 2 \times 10^4 \times fd$$

7.4 Senescencia Prematura Inducida por Estrés (SIPS).

Se usaron células con CPDs tempranos, las cuales fueron sembradas en cajas Petri de 24 pozos con un área de crecimiento de 2 cm^2, a una densidad de 20, 000 células. Tras dos días cultivo se aplicó el tratamiento oxidante para inducir senescencia, que consistió en adicionar al medio de cultivo 75 µM de H_2O_2 durante 2h a 37°C y al 5% de CO_2. Después se lavaron las células con PBS, para posteriormente mantener el cultivo durante un periodo de 8 días en medio MEM nuevo, suplementado con suero fetal bovino (SFB) Gibco® al 10%, antibiótico-antimicótico (100x) Gibco® al 1% (Gorbunova *et al.*, 2002). Después del tratamiento, se realizaron los conteos celulares cada dos días mediante la técnica de exclusión del azul tripano, hasta el octavo día.

7.5 Inducción de Senescencia Replicativa (SR)

Se sabe que las células WI-38 alcanzan aproximadamente entre 50-60 duplicaciones (Hayflick, 1965); por lo que se cultivaron las células hasta un CPD tardío (CPD 49), en cajas Petri de 24 pozos con un área de crecimiento de 2 cm^2, a una densidad de 20, 000 células y los cultivos se mantuvieron a 37°C y 5% de CO_2 en medio MEM, suplementado con SFB (Gibco®) al 10% y con antibiótico-antimicótico 100x (Gibco®) al 1%. Se contaron las células de la manera antes mencionada para monitorear su senescencia.

7.6 Ensayo de Senescencia Asociada a la Actividad de la enzima β-galactosidasa (SA- β-gal).

Se usó el ensayo de SA-β-gal para todos los grupos experimentales, el cual consiste en la hidrólisis del reactivo X-Gal (5-bromo-4-cloro-3-indolil-beta-D-galactósido) por la enzima β-galactosidasa, cuya presencia se encuentra aumentada en las células senescentes. Tras la reacción se produce un precipitado verde-azul que se cuantifica contando las células teñidas con la ayuda de un microscopio óptico (Dimri *et al.*, 1995). Se usaron cajas Petri de 4 pozos con un área de crecimiento de 2 cm^2, para sembrar a una densidad de 20, 000 células. La técnica se realizó de la siguiente manera:

1) Las células fueron lavadas con PBS y posteriormente se retiró el buffer.
2) Se añadió la solución fijadora, que consistió de formaldehído al 3% en PBS.
3) Las células se incubaron con fijador a temperatura ambiente 5 min.
4) La solución fijadora fue retirada y las células fueron lavadas con PBS.
5) Se añadió la solución X-Gal, que consistió en una mezcla de los siguientes componentes: 50 mg/mL de X-Gal, 100 mM de ferricianuro de potasio K_3 [Fe $(CN)_6$], 100 mM de ferrocianuro de potasio K_4 [Fe $(CN)_6$], 5 M de NaCl, 1 M de MgCl y buffer de 0.2 M de ácido cítrico/fosfato de sodio con pH 6.
6) Las cajas Petri fueron selladas con papel parafilm y fueron incubadas durante toda la noche.

Las células positivas a este ensayo se tiñeron de un color verde-azul, fueron visualizadas en un microscopio óptico y se contaron 5 campos con un total de 100 células.

7.7 Determinación de las Principales Proteínas de Dinámica Mitocondrial

Una técnica analítica usada para detectar proteínas específicas en una muestra determinada, es el Western blot o inmunoblot. Mediante una electroforesis en gel desnaturalizante se separan las proteínas atendiendo al criterio de su peso molecular, la carga eléctrica y el pH, luego son transferidas a una membrana adsorbente (típicamente de nitrocelulosa o de PVDF) para buscar la proteína de interés con anticuerpos específicos. Finalmente, se detecta la unión antígeno-anticuerpo por actividad enzimática. De esta forma se puede estudiar la presencia de la proteína de interés y analizar su cantidad relativa respecto a otras proteínas. El procedimiento se realizó como en Mahmood y Yang, 2012.

7.7.1 Extracción de Proteínas Celulares

Las células fueron sembradas en cajas Petri con un área de crecimiento de 58.95 cm^2, a una densidad de 590, 000. Una vez que las células alcanzaban 90% de confluencia se retiró el medio MEM y se lavaron con PBS, luego se añadió 200 µL del buffer de lisis celular, el cual estuvo compuesto por: 10 mL de M-Per®, una pastilla Complete-Mini Proteasa®, 0.1 M de fluoruro de fenilmetilsulfonilo (PMSF) y 1M de ditiotreitol (DTT). El lisado fue recuperado en un tubo eppendorf y centrifugado durante 15 min a 4 °C y 13, 500 rpm. Finalmente el sobrenadante fue recuperado y guardado a -80 °C hasta su uso.

7.7.2 Cuantificación de Proteínas Mediante la técnica de Bradford

La técnica de Bradford se basa en la unión del colorante azul Coomassie a proteínas con aminoácidos básicos, especialmente arginina y aromáticos. El colorante, en solución ácida, existe en dos formas una azul y otra naranja. Las proteínas se unen a la forma azul para formar un complejo proteína-colorante con un coeficiente de extinción mayor que el colorante libre (Mahmood y Yang, 2012). El procedimiento fue el siguiente, se preparó el blanco con 800 µL de agua destilada y 200 µL del reactivo Bradford, después se hizo un stock de 1 mg/mL de albúmina de suero bovino (ASB) para preparar la curva de ASB, en cada celda se dispusieron 800 µL de agua y 200 µL de Bradford y a cada celda se le añadió 2, 4, 8 y 16 µL de ASB, las mezclas fueron resuspendidas e inmediatamente se tomó la lectura en un espectrofotómetro a una absorbancia de 595 nm. Se sacó la ecuación de la recta para determinar la concentración de las proteínas.

Para correr las proteínas en la electroforesis, se les añadió 6 µL de buffer de carga (6 mL de Na_2HPO_4 0.5 M, 3 mL de glicerol, 0.75 g de SDS, 0.015 g de DTT, 0.005 g de azul de bromofenol, aforar con 10 mL de agua destilada) para una concentración final de 35 mg de proteínas y se desnaturalizó en el termociclador.

7.7.3 Preparación del Gel de Separación Resolvedor al 12%

Se mezclaron 5 mL de la solución 1 (4.54 g de Tris-HCl 0.75 M, 0.1 de SDS al 0.2%, volumen final 50 mL de H2O destilada, pH 8.8) 4 mL de la solución 2 (15 g de acrilamida, 0.4 g de bis-acrilamida, volumen final 50 mL de H2O destilada) 1 mL de agua destilada, 14 µL de TEMED (tetrametiletilendiamina) y 50 µL de persulfato de amonio al 13% (PSA).

7.7.4 Preparación del Gel Concentrador

Se añadió 360 µL de la solución 2 (Acrilamida BioRad®), 1.5 µL de la solución 3 (1.51 g de Tris-base, 0.1 g de SDS, volumen final 50 mL, pH 6.8) 1.2 mL de agua destilada, 7.5 µL de TEMED y 30 µL de PSA al 13%. Colocar inmediatamente el peine de 10 pozos.

7.7.5 Electroforesis

Las proteínas de la muestra fueron separadas mediante una electroforesis en gel a 90 V durante 90 min y con el buffer de electroforesis. Antes de la transferencia, la membrana fue activada en metanol durante 50 seg, seguido de agua destilada durante 5 min, posteriormente 15 min en el buffer de transferencia.

7.7.6 Transferencia

El gel fue separado de los cristales y se realizó el montaje en el cassette de transferencia en el siguiente orden: del lado del cátodo (polo negativo) se colocó una fibra, 2 papeles filtro, el gel, la membrana, 2 papeles filtro y una fibra en el ánodo, quedando este en la parte superior. El montaje se coloca directamente entre el cátodo y el ánodo. Se usó el buffer de transferencia, en una cámara con hielo. Se aplicó corriente 120 V durante 90 min.

7.7.7 Bloqueo

Al finalizar la transferencia, las proteínas se encuentran en la membrana por lo que es preciso bloquear los lugares de unión que han quedado libres. Se añadió leche descremada en polvo al 8 % durante 1 h. A continuación se realizó un lavado con TBS-tween durante 10 min y finalmente se colocó el anticuerpo primario a una concentración 1:1000, se dejó durante toda la noche.

7.7.8 Detección Quimioluminiscente

Para este tipo de detección se requiere la incubación de la membrana con un sustrato, que emitirá luminiscencia al ser expuesto a la enzima peroxidasa de rábano que trae unido el anticuerpo secundario. La fluorescencia emitida se captó mediante el uso de un fotodocumentador Kodak®. El tiempo de exposición fue 45 seg durante 2 ocasiones. Las imágenes de cada una de las bandas se analizaron por densitometría. El análisis de imágenes se realizó en el software Kodak®. Los resultados se expresan en número de pixeles de la proteína de interés con respecto a la proteína de normalización β-actina (densidad óptica relativa).

7.8 Análisis de la red mitocondrial

El MitoTracker® (MT) (figura 4) pertenece a una familia de colorantes con afinidad por la matriz mitocondrial que tienen un grupo clorometil, el cual se une a los grupos tiol de las mitocondrias dentro de las células vivas. Como la mayoría de las sondas mitocondriales, el ingreso de los colorantes de esta familia (MitoTracker® Orange CMTMRos, MitoTracker® Orange CM-H2TMRos, MitoTracker® Red CMXRos, MitoTracker® Red CM-H_2XRos, and MitoTracker® Deep Red) a la mitocondria dependen del potencial de membrana (Chazotte, 2011).

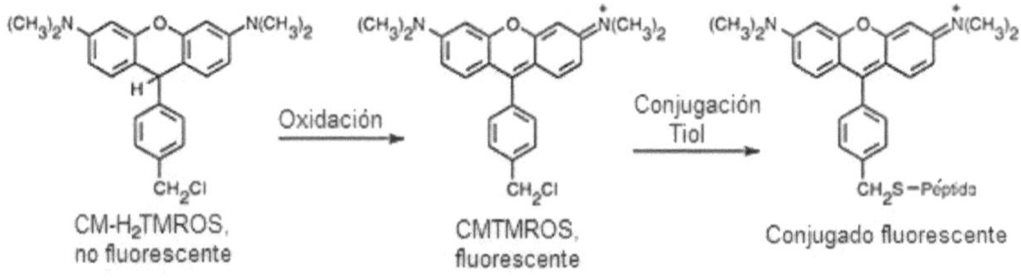

Figura 4. Reacciones intracelulares de la familia de MT.Cuando esta sonda entra a la célula de respiración activa, que se oxida a MT Red CMXRos®, donde reacciona con los grupos tioles de las proteínas y péptidos para formar un conjugado.

Para este trabajo se utilizó el MT Red CMXRos® (M-7512), que pertenece a la familia de MT Red, tras oxidarse emite fluorescencia y por su rápida acumulación detecta mitocondrias metabólicamente activas así como a las poco activas. Su máximo de excitación se encuentra a 579 nm y el de emisión a 599 nm. Por lo tanto, para la fluorescencia que emiten estos fluorocromos es necesario un filtro rojo para visualizar el Mitotracker Red CMXRos. El microscopio confocal de fluorescencia que se utilizó fue de la marca Carl Zeiss, modelo LSM78MLO. El procedimiento fue el siguiente:

1) Las células fueron sembradas en cubreobjetos previamente tratados con 100 μL de colágena, en una cantidad de 5 000 células.
2) Cuando las células alcanzaron entre un 35 a 40% de confluencia, se aplicó directamente en el medio MEM libre de SFB y sin antibiótico-antimitótico, el MitoTracker® Red CMXRos a una concentración de 25 nM y se dejó durante 20 minutos en la incubadora para teñir. Al término del tiempo, las células fueron lavadas con PBS.
3) Las células fueron fijadas con formaldehído al 3.7% y se incubaron a 37°C durante 15 min; inmediatamente después se lavaron con PBS.
4) Finalmente, los cubreobjetos fueron montados en los portaobjetos para su observación posterior en el microscopio confocal.

Las imágenes fueron analizadas con el software ZEN 2012 SP2 Carl Zeiss.

7.9 Análisis Estadístico

Los todos los experimentos se realizaron en tres eventos independientes y por triplicado. Para el tratamiento estadístico de los ensayos de proliferación celular y el ensayo de β-galactosidasa asociada a la senescencia (SA-β-gal), se utilizó la prueba paramétrica ANOVA seguida de una prueba de tuckey-kramer, con una $p<0.05$. Mientras que para los datos no paramétricos se realizó un test de kruskal-wallis, seguido de un post-test de dunn, con una $p<0.05$.

8.0 RESULTADOS

8.1 Proliferación Celular

La curva de proliferación que se presenta en la gráfica 1 muestra el comportamiento de los 2 modelos analizados de senescencia, se observa que las células inducidas mediante SIPS, dejaron de proliferar al cuarto día después del tratamiento. Para el caso de las céluas en CPD's tardíos las cuales se dejó senescer de manera natural, se estableció que a partir del CPD 55 las células cesaron su proliferación por lo que se les consideró como senescentes replicativas (SR) en ese momento. En la gráfica se observan también las células de CPDs tempranos que proliferan continuamente y que se usaron como control.

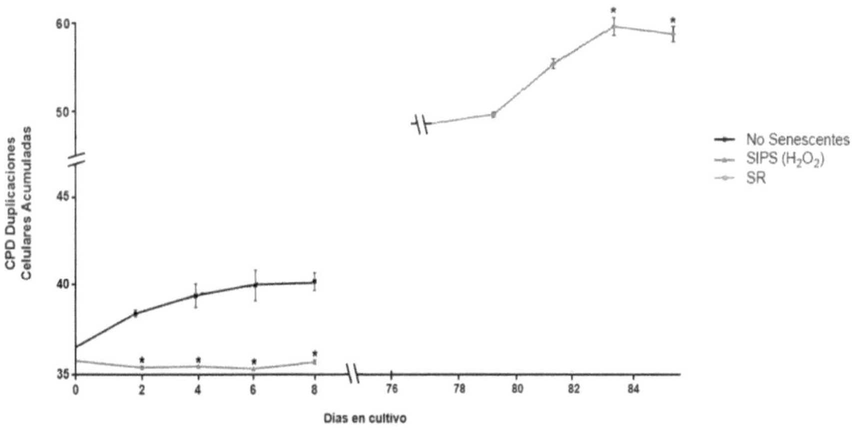

Gráfica 1. Proliferación celular WI-38. Las células tratadas con H_2O_2 (SIPS) (línea verde), cesan su proliferación inmediatamente después del tratamiento en comparación con las células control. Las células senescentes replicativas (SR) (línea azul), dejaron de proliferar a partir del CPD 55. Se muestran los valores promedio con su error estándar, (*tuckey-kramer, con una $p<0.05$). Las determinaciones se realizaron por triplicado en tres experimentos independientes (n=3).

8.2 Ensayo de β-galactosidasa asociada a la senescencia (SA-β-gal)

Se realizó el ensayo de SA-β-gal en células no senescentes (control) (figura 5) y en las células tratadas con H_2O_2 (SIPS) (figura 6). En las células inducidas mediante SIPS se encontró que a partir del día 4 después del tratamiento había aproximadamente 80 % de células positivas comparado con el grupo control; por lo que estos datos sugieren que después del tratamiento con H_2O_2 las células en cultivo entran al estado senescente en el cuarto día (gráfica 2).

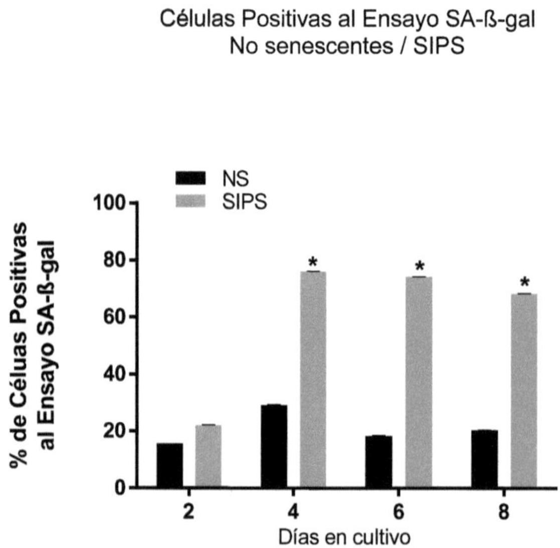

Gráfica 2. Ensayo β-galactosidasa asociada a la senescencia. Células control (NS) y SIPS. Después del tratamiento con H_2O_2, a partir del día 4 se encontraron diferencias significativas en el porcentaje de células positivas al ensayo en comparación con las células control. Se muestran los valores promedio con su desviación estándar (*tuckey-kramer, con una $p<0.05$). Las determinaciones se realizaron por triplicado en tres experimentos independientes (n=3).

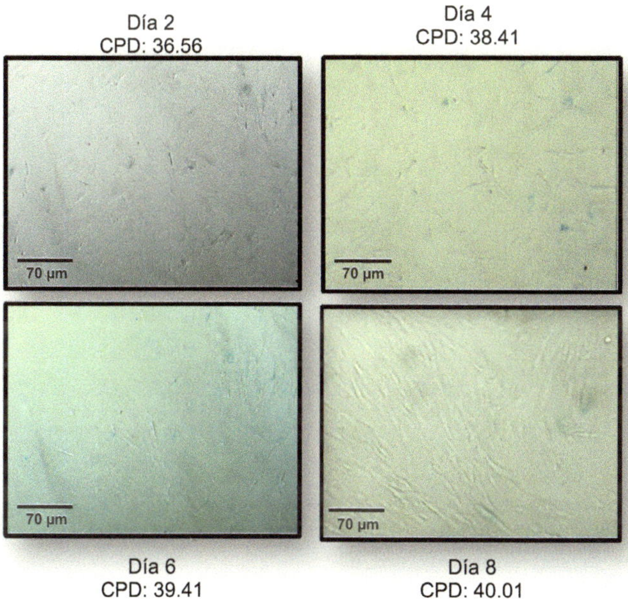

Fig.5. Células no senescentes, SA-β-gal.
Micrografías que ilustran la actividad de β-galactosidasa en células con CPD temprano durante los 8 días de determinación.

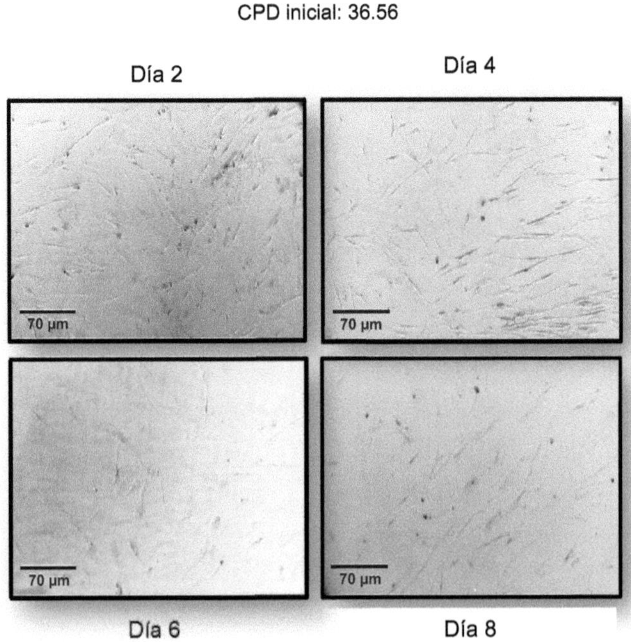

Fig. 6. Células tratadas con H_2O_2, SA-β-gal.
Micrografías que ilustran la actividad de β-galactosidasa en células con CPD temprano inducidas a senescencia mediante la aplicación de H_2O_2. CPD inicial 36.56.

Se usaron células con CPDs tardíos para observar la senescencia replicativa (SR). La gráfica 3 muestra que a partir del CPD 55 comienza un incremento significativo en las células positivas al ensayo SA-β-gal y se alcanza casi el 60 % de células positivas en el CPD 58; por lo que, estos datos sugieren que la senescencia replicativa se alcanza en este rango de duplicaciones poblacionales (figura 7).

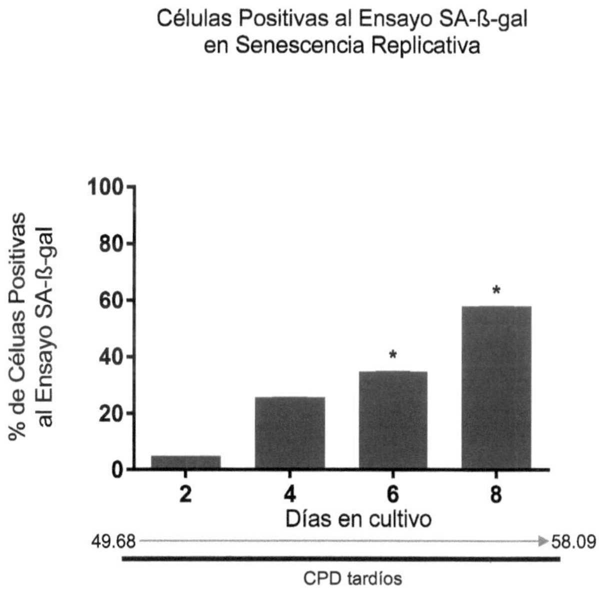

Gráfica 3. SA- β-gal en células WI-38 con CPD tardío (SR).
Se muestran los valores promedio con su desviación estándar (*tuckey-kramer, con una p<0.05). Las determinaciones se realizaron por triplicado en tres experimentos independientes (n=3).

CPD: 48.91

Día 2
CPD: 49.68

Día 4
CPD: 52.02

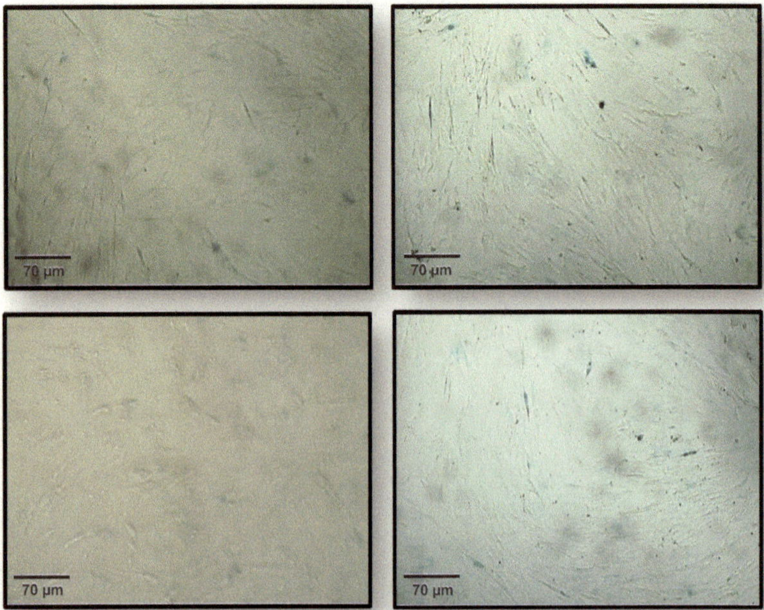

Día 6
CPD: 55.11

Día 8
CPD: 58.09

Fig. 7. Senescencia Replicativa SA-β-gal.
Micrografías que ilustran la actividad de β-galactosidasa en células con CPD's tardíos.
CPD inicial 48.91.

8.3 Expresión de Proteínas Asociadas a la Dinámica Mitocondrial

En la figura 8, se muestran las membranas representativas del inmunoblot de las células WI-38 de NS, SIPS y SR, en donde se observó que durante la senescencia SIPS y SR hay una diferencia significativa en la expresión de OPA1 (proteína principal de fusión), que se encuentra disminuida aproximadamente un 60% y 40% respectivamente en comparación con el control NS. En contraste, hay un aumento significativo en DRP1 (proteína principal de fisión), alrededor de un 90% durante ambos tipos de senescencia. Mientras que PGC1α (proteína principal de biogénesis mitocondrial) no presentó ningún cambio estadísticamente significativo respecto al control.

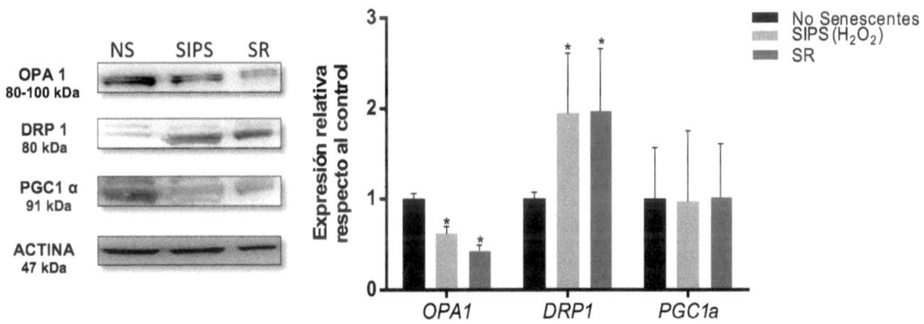

Fig. 8. Expresión Relativa de las principales proteínas de la dinámica mitocondrial en WI-38, no senescentes (NS), en senescencia inducida con 75 µM de H2O2 (SIPS) y en senescencia replicativa (SR). Los valores representan el promedio ± Error estándar. Las diferencias fueron determinadas mediante una prueba de Kruskall Wallis, acompañada de una prueba de comparaciones múltiples de dunn. La significancia fue marcada como *p<0.05. Las determinaciones se realizaron por triplicado en al menos tres experimentos independientes.

8.4 Morfología de la Red Mitocondrial

En los controles NS se encontró una red mitocondrial tubular que se clasificó como silvestre, a la cual denominamos Tipo 1. Se observó que en células SR, la red mitocondrial fue muy similar a la de los grupos NS en un 100% de los campos contados. Durante SIPS, se observó que tuvo una morfología similar a la silvestre, en algunas células. Sin embargo, dentro de este mismo grupo experimental otras células se caracterizaron por tener una morfología en la red mitocondrial diferente, a la que denominamos Tipo 2 (figura 9). Esta segunda morfología se observó que la red mitocondrial se encuentra localizada hacia la zona perinuclear y se distinguió por formar túbulos mitocondriales atravesando la célula en varias direcciones. Estas imágenes sugieren un aumento en la cantidad de cruces entre túbulos mitocondriales (aumento en el número de nodos), lo que resulta en una apariencia de red más cerrada que podría deberse a hiperfusión. Además se observó que en las regiones lejanas al núcleo (periféricas) hay pocas mitocondrias fragmentadas.

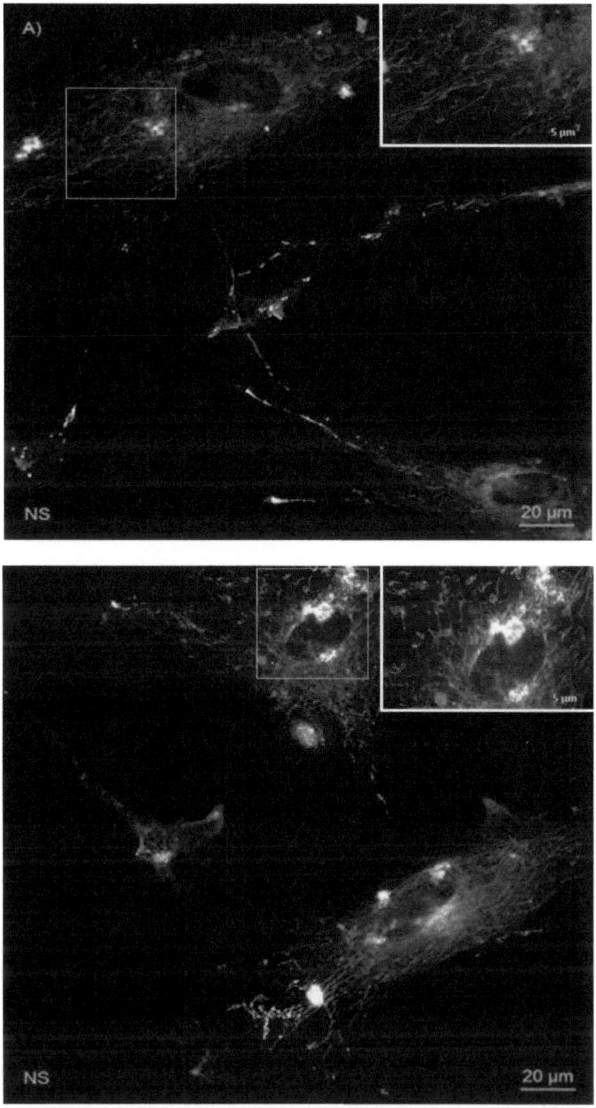

Fig. 9. Morfología de la red mitocondrial en células WI-38. La red mitocondrial se clasificó en silvestre (Tipo 1) y con apariencia hiperfusionada (Tipo 2). A) Células NS con una red mitocondrial Tipo 1.

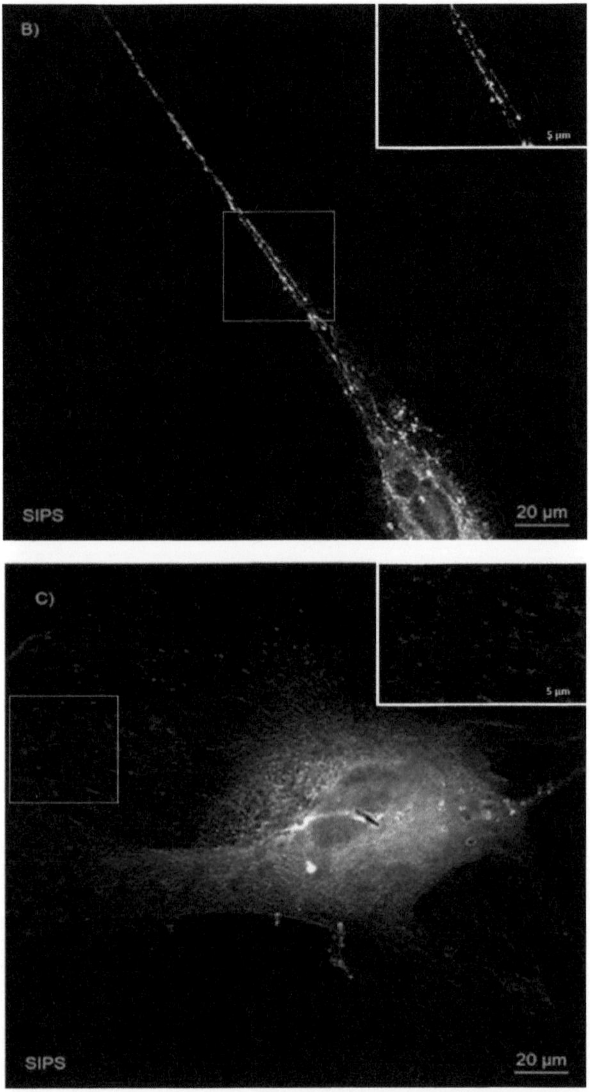

Morfología de la red mitocondrial en células WI-38. B) Células SIPS, red mitocondrial similar a la Tipo 1. C) Células SIPS, con morfología que se caracterizó por nodos y túbulos mitocondriales transversales y longitudinales. En las regiones lejanas al núcleo (periféricas) se observaron pocas mitocondrias, ya fragmentadas Tipo 2.

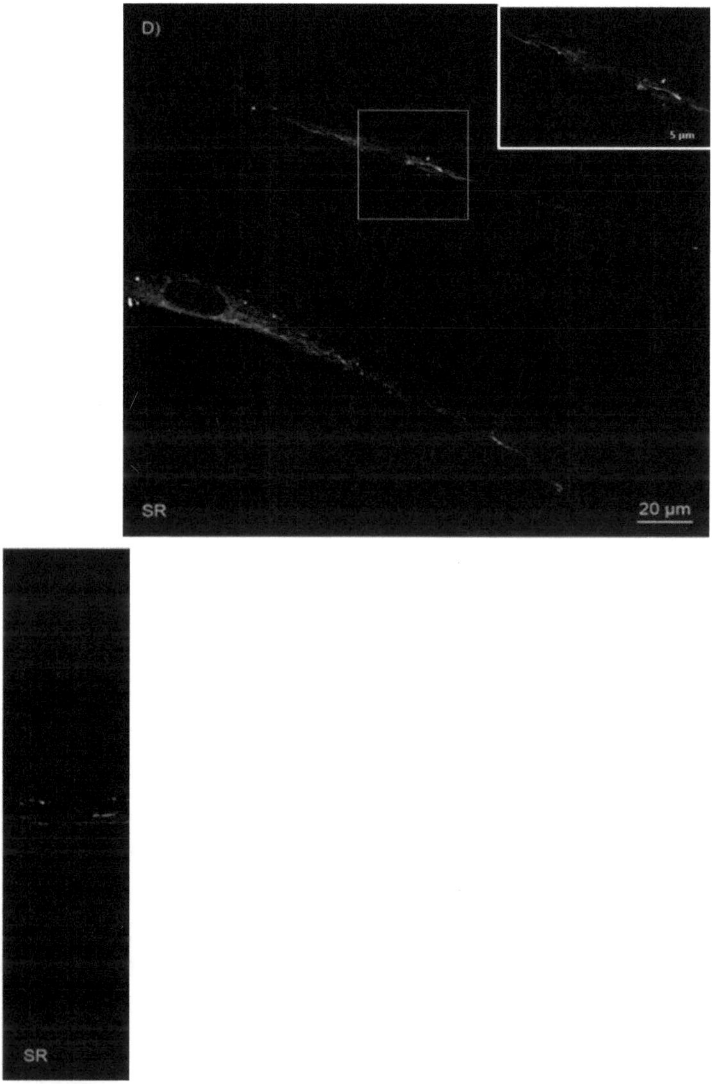

Morfología de la red mitocondrial en células WI-38. D) Células SR con red mitocondrial similar a las NS.

9.0 DISCUSIÓN

Durante muchos años se ha relacionado a la senescencia con el envejecimiento, debido a la evidencia que ha demostrado que en tejidos provenientes de organismos viejos hay un aumento en las células senescentes (Dimiri *et al*, 1995). A su vez, la presencia de células senescentes en los tejidos de organismos viejos, se ha asociado con una gran variedad de enfermedades relacionadas con la tercera edad. Por ello, la comprensión de los mecanismos de inducción de senescencia y las características de dichas células podrían ayudar a este sector poblacional.

En este trabajo se emplearon fibroblastos de pulmón de embrión humano Wi-38 que son capaces de llevar a cabo aproximadamente 50-60 duplicaciones poblacionales antes de entrar en senescencia, con la finalidad de tener un modelo que proporcione un panorama más cercano a lo que sucede en los humanos para el entendimiento de las enfermedades relacionadas a la edad.

Un aspecto innovador de este trabajo fue el establecer en esta línea particular (WI-38), los parámetros para lograr inducir senescencia por dos vías distintas: SR y SIPS.

Existen varios reportes sobre los tratamientos con H_2O_2 para inducir SIPS, sin embargo las concentraciones a las que se han utilizado son muy variadas y algunos autores mencionan que se observa una detención en el ciclo celular al usar concentraciones que van en el rango de 100 µM hasta 500 µM (Gorbunova *et al.*, 2002; Ngo *et al.*, 2011). Sin embargo, nuestras estandarizaciones mostraron que concentraciones superiores a 100 µM, los cultivos morían. Gorbunova y colaboradores reportaron que después del 4to o 5to día del tratamiento con H_2O_2 encontraban un incremento en el porcentaje de células senescentes. En el presente trabajo se logró inducir SIPS con un tratamiento de H_2O_2 75 µM y se observó que para el 4to día el número de células senescentes era mayor de 75%.

Para los cultivos donde se dejó que las células proliferaran hasta llegar a la SR, se estableció un rango a partir del CPD 55 hasta el 60 en el cual las células ya no proliferaban más y entraban a la etapa de senescencia.

Además de un mecanismo de detención de la proliferación, la senescencia celular es también un proceso que ocurre como respuesta al estrés y al daño en estructuras celulares, constituye una ruta de respuesta alternativa a la muerte celular programada por lo que es de vital importancia para suprimir la formación de células cancerígenas. Uno de los organelos implicados en el estrés celular es la mitocondria, puesto que ha sido identificado como una de las principales fuentes de ERO.

Las mitocondrias no sólo son organelos esenciales para numerosas reacciones bioquímicas en la homeostasis energética, sino que también participan en otros eventos celulares, desempeñando un papel clave en la apoptosis y la senescencia celular. Recientes avances en la biología mitocondrial han demostrado que dichos organelos están en constante remodelación, formando redes a través de procesos de fisión y fusión. Se ha demostrado la implicación fundamental de la dinámica mitocondrial en una amplia gama de procesos fisiológicos y patológicos (Kuzmicic *et al.*, 2011; Unterluggauer *et al.*, 2007; Yoon *et al*, 2006). Sin embargo, el papel de la dinámica mitocondrial durante la senescencia aún es controversial y ha sido poco explorado.

La dinámica mitocondrial está dirigida por los eventos de fusión y fisión, mediados por un conjunto de proteínas. Un primer acercamiento interesante que se obtuvo en este estudio, fue que se encontró una disminución significativa en la proteína OPA1 durante SIPS y SR, esto sugiere que la principal proteína de fusión se encuentra abatida durante ambos tipos de senescencia. Por el contrario, aumentó significativamente DRP1, tanto en SIPS como en SR. Estos resultados contrastan con varios reportes que muestran un aumento en OPA1 y en la maquinaria de fusión, durante la senescencia (Navratil *et al.*, 2008; Unterluggauer *et al.*, 2007; Yoon *et al*, 2006; Zottini *et al*, 2006). Sin embargo, dichos estudios se realizaron con otros modelos celulares y se usaron otros agentes inductores de SIPS como la radiación UV o el humo del cigarro (Lee *et al.*, 2007; Yoon *et al.*, 2006; Zottini *et al*, 2006). Esto nos lleva a pensar que la dinámica mitocondrial pudiera ser distinta dependiendo del tipo de célula que se estudia y/o del estímulo inductor, puesto que los eventos de fusión y fisión responden a variadas demandas celulares según el tipo de tejido del que se trate.

La sobreexpresión de DRP1 podría ser una respuesta al estrés mitocondrial, por ejemplo para favorecer la mitofagia de mitocondrias dañadas. Sin embargo, en las micrografías obtenidas no se encontró fragmentación mitocondrial en las células senescentes (ni SIPS, ni SR). Esto sugiere que el aumento en DRP1 no fue suficiente para motivar la fragmentación, ya sea debido a que la DRP1 sea poco funcional o a que se requiera un aumento también en otras proteínas de fisión mitocondrial, como los adaptadores FIS1 o MFF. En células en cultivo se ha observado que la sobreexpresión de DRP1, en presencia de niveles basales de sus adaptadores, no basta para provocar fragmentación mitocondrial. Es necesario realizar más experimentos para medir las otras proteínas que participan durante la fisión mitocondrial.

En SIPS se encontró aproximadamente la mitad de células con redes mitocondriales normales, similares al grupo control, y el resto de células presentaron una red sugerente de redes mitocondriales hiperfusionadas con ubicación peri-nuclear. Sin embargo para poder afirmar concluyentemente que los túbulos mitocondriales son continuos se necesitan de técnicas que den seguimiento a la dinámica mitocondrial en células vivas. Éstas se basan en el uso de proteínas fluorescentes dirigidas a la matriz mitocondrial tales como la proteína verde fluorescente (GFP, por sus siglas en inglés green fluorescent protein), la proteína amarilla fluorescente (YFP, yellow fluorescent protein) o la roja (RFP, red fluorescent protein), o sus versiones fotocambiables (proteínas que mientras emiten una fluorescencia pueden ser re-excitadas para emitir a una longitud de onda mayor, con lo que su señal cambia de color) o fotoactivables (proteínas que aumentan su emisión cientos de veces al ser irradiadas con una luz intensa). Tras la expresión de la proteína fluorescente, una pequeña porción de la red mitocondrial es fotoblanqueada, fotoactivada o fotocambiada y se registra la propagación de la señal por difusión hacia el resto de la red mitocondrial en lapsos de tiempo. La continuidad de los túbulos mitocondriales conduce a una dilución de intensidad de la señal, que permite cuantificación (Molina y Shirihai *et al*, 2009). O bien, se pueden complementar estas observaciones con el uso de la microscopía electrónica.

También se observaron algunas células del grupo SIPS con mitocondrias fragmentadas en la periferia. Esto puede sugerir que probablemente no todas las células entraron en un estado senescente al mismo tiempo. Esto es congruente con los resultados obtenidos durante el ensayo SA-β-gal, en donde se encontró aproximadamente el 80 % de células positivas después del tratamiento con el H_2O_2. Las células con una red hiperfusionada podrían estar en una senescencia más tardía donde se aprecia una morfología alterada, que posiblemente correlacionará con un SASP más agresivo para las células vecinas. Aunque los Western blots muestran una disminución en la proteína OPA1 en SIPS y SR, la microscopía confocal sugiere que existen eventos de fusión, por lo que posiblemente una disminución en OPA1 no sea limitante, o bien otras proteínas estén participando y compensando dicho evento.

No se encontraron en la literatura estudios de dinámica mitocondrial en las células WI-38, sin embargo, existe un trabajo parecido de Hiromichi del 2013, realizado con células epiteliales bronquiales humanas (HBEC) donde se reporta fragmentación mitocondrial como respuesta a la exposición al humo del cigarro, observándose una detención del ciclo celular y disminución en las principales proteínas de fusión. Lo anterior sugiere que en este tipo de células dañadas por estrés oxidante, la red mitocondrial podría verse afectada. Así mismo, Knott y colaboradores (2008) mostraron que un aumento en la fragmentación mitocondrial está relacionado con la patología de varias enfermedades, como las neurodegenerativas que a su vez, están asociadas a padecimientos de la tercera edad, por lo que la acumulación de células senescentes inducidas por SIPS en el cerebro podría relacionarse con este tipo de daño.

No existen reportes en cuanto a la participación de PGC1α durante la senescencia. Nuestros resultados sugieren que esta proteína inductora de biogénesis mitocondrial no se encuentra significativamente alterada en la senescencia inducida por las vías estudiadas. Sin embargo, faltaría corroborar esto con más experimentos. Se sabe que la fisión suele favorecer procesos como la mitofagia, para deshacerse de los organelos dañados, no obstante, nuestros resultados no sugieren que durante la senescencia haya un mayor recambio mitocondrial a través de la biogénesis, que en células no senescentes.

CONCLUSIONES

- ❖ Se establecieron los modelos en ambos tipos de senescencia.
- ❖ El efecto del agente inductor durante SIPS en cultivos con CPDs tempranos se observó a una concentración de 75 µM de H_2O_2 al cuarto día después del tratamiento.
- ❖ Durante la senescencia SIPS se alcanzó casi el 80% de células positivas al ensayo SA-β-gal, contrario a la SR donde se obtuvo un valor cercano al 60%.
- ❖ La principal proteína de la maquinaria de fusión OPA1, se encontró disminuida durante SIPS y SR, mientras que la principal proteína de fisión DRP1 aumentó en ambos grupos estudiados.
- ❖ Las diferencias encontradas en la red mitocondrial durante SIPS nos sugieren que no todas las células entran al mismo tiempo a senescencia.
- ❖ La red mitocondrial durante SIPS, sugiere una hiperfusión perinuclear en aproximadamente la mitad de las células acompañada de fragmentación en las zonas más lejanas a este.
- ❖ La observación morfológica de la red mitocondrial durante NS y SR es muy similar, esto sugiere que la maquinaria de fisión/fusión mitocondrial se encuentra activa.
- ❖ Durante ambos tipos de senescencia celular, no hubo un cambio significativo en la proteína de biogénesis mitocondrial PGC1α.

PERSPECTIVAS

✓ Determinar la expresión de ARNm de otras proteínas que participan en los eventos de fusión y fisión.

✓ Evaluar otras proteínas que también participen en los eventos de dinámica mitocondrial, durante la SR y la SIPS.

✓ Colocalizar las proteínas de dinámica mitocondrial antes mencionadas dentro de la red mitocondrial en ambos tipos de inducción de senescencia.

✓ Evaluar la biogénesis de la masa mitocondrial mediante otra técnica como el citómetro de flujo.

✓ Evaluar la dinámica mitocondrial en otros tipos de senescencia inducida, como por ejemplo la inducida por inhibición del proteosoma.

✓ Evaluar si las imágenes encontradas en SIPS, que sugieren una hiperfusión mitocondrial realmente son debidas a una continuidad entre los túbulos mitocondriales, mediante microscopía electrónica o a través del uso de proteínas fluorescentes dirigidas hacia la mitocondria (como GFP, YFP o RFP).

REFERENCIAS

Arduino, D. M., Esteves, A. R y Cardoso S. M (2011). Mitochondrial fusion/fission, transport and autophagy in Parkinson's disease: when mitochondria get nasty. Parkinsons Dis 2011: 767230.

Balaban, R. S., Nemoto S y T. Finkel (2005). Mitochondria, oxidants, and aging. Cell 120(4): 483-95.

Blackburn, E. y Greider, C (1985). Identification of a Specific Telomere Terminal Transferase Activity in Tetrahymena Extracts. Cell 43: 405-413.

Bodnar, A. G., Ouellette, M., Frolkis, M., Holt, S. E., Chiu, C. P., Morin, G. B., Harley, C. B., Shay, J. W., Lichtsteiner S y Wright, W. E (1998). Extension of life-span by introduction of telomerase into normal human cells. Science 279(5349): 349-52.

Boland, M. L., Chourasia, A. H. y Macleod, K. F (2013). Mitochondrial dysfunction in cancer. Front Oncol 3: 1-28.

Campello, S. y Scorrano, L. (2010). Mitochondrial shape changes: orchestrating cell pathophysiology. EMBO Rep 11(9): 678-84.

Campisi, J. (2000). Cancer, aging and cellular senescence. In Vivo 14(1): 183-8.

Chan, D. C. (2006). Mitochondria: dynamic organelles in disease, aging, and development. Cell 125(7): 1241-52.

Chazotte, B. (2011). Protocol Labeling Mitochondria with MitoTracker Dyes. Cold Spring Harb Protoc; doi:10.1101/pdb.prot5648.

Chen, H. y Chan., D. C (2009). Mitochondrial dynamics--fusion, fission, movement, and mitophagy--in neurodegenerative diseases. Hum Mol Genet 18(R2): R169-76.

Chen, H., Detmer, S. A., Ewald, A. J., Griffin, E. E., Fraser, S. E y Chan, D. C. (2003). Mitofusins Mfn1 and Mfn2 coordinately regulate mitochondrial fusion and are essential for embryonic development. J Cell Biol 160(2): 189-200.

Chen, Q. M., Prowse, K. R., Tu, V. C., Purdom, S y Linskens, M. H (2001). Uncoupling the senescent phenotype from telomere shortening in hydrogen peroxide-treated fibroblasts. Exp Cell Res 265(2): 294-303.

Chevrollier, A., Guillet, V., Loiseau, D., Gueguen, N., Crescenzo, M., Verny, C., Ferre, M., Dollfus, H., Odent, S., Milea, D., Goizet, C., Amati-Bonneau, P., Procaccio, V., Bonneau, D y Reynier, P (2008). Hereditary optic neuropathies share a common mitochondrial coupling defect. Ann Neurol 63(6): 794-8.

Chowanadisai, W., Bauerly, K. A., Tchaparian, E., Wong, A., Cortopassi, G. A y Rucker, R. B. (2010). Pyrroloquinoline quinone stimulates mitochondrial biogenesis through cAMP response element-binding protein phosphorylation and increased PGC-1alpha expression. J Biol Chem 285(1): 142-52.

Dimri, G. P., Lee, X., Basile, G., Acosta, M., Scott, G., Roskelley, C., Medrano, M. Linskens, E. E., Rubelj, I y Pereira-Smith, O (1995). A biomarker that identifies senescent human cells in culture and in aging skin in vivo. Proc Natl Acad Sci U S A 92(20): 9363-7.

Doyle, A., Griffiths, J. S y Newell, D. G (1994). Cell & Tissue, Culture: Laboratory & Procedures. New York.

Duan, J., Zhang, Z y Tong, T (2005). Irreversible cellular senescence induced by prolonged exposure to H_2O_2 involves DNA-damage-and-repair genes and telomere shortening. Int J Biochem Cell Biol 37(7): 1407-20.

Fraga, C. G., Shigenaga, M. K., Park, J. W., Degan, P y Ames, B. N (1990). Oxidative damage to DNA during aging: 8-hydroxy-2'-deoxyguanosine in rat organ DNA and urine. Proc Natl Acad Sci U S A 87(12): 4533-7.

Garesse, R y Vallejo, C. G (2001). Animal mitochondrial biogenesis and function: a regulatory cross-talk between two genomes. Gene 263(1-2): 1-16.

Gorbunova, V., Seluanov, A y Pereira-Smith, O. M (2002). Expression of human telomerase (hTERT) does not prevent stress-induced senescence in normal human fibroblasts but protects the cells from stress-induced apoptosis and necrosis. J Biol Chem 277(41): 38540-9.

Gutsaeva, D. R., Carraway, M. S., Suliman, H. B., Demchenko, I. T., Shitara, H., Yonekawa, H y Piantadosi, C. A (2008). Transient hypoxia stimulates mitochondrial biogenesis in brain subcortex by a neuronal nitric oxide synthase-dependent mechanism. J Neurosci 28(9): 2015-24.

Hales, K. G. y Fuller, M. T (1997). Developmentally regulated mitochondrial fusion mediated by a conserved, novel, predicted GTPase. Cell 90(1): 121-9.

Halliwell, B (1989). Oxidants and the central nervous system: some fundamental questions. Is oxidant damage relevant to Parkinson's disease, Alzheimer's disease, traumatic injury or stroke? Acta Neurol Scand Suppl. 126: 23-33.

Harley, C. B., Futcher, A. B y Greider, C. W (1990). Telomeres shorten during ageing of human fibroblasts. Nature 345(6274): 458-460.

Harman, D (1956). Aging: a theory based on free radical and radiation chemistry. J Gerontol 11(3): 298-300.

Hayflick, L (1965). The Limited in Vitro Lifetime of Human Diploid Cell Strains. Exp Cell Res 37: 614-36.

Hayflick, L. y Moorhead, P. S (1961). The serial cultivation of human diploid cell strains. Exp Cell Res 25: 585-621.

Hoyl, M. T (2008). Teorías Actuales del Envejecimiento. Revista de Estudios Médico Humananísticos 8(8).

Huang, P., Galloway, C. A y Yoon, Y (2011). Control of mitochondrial morphology through differential interactions of mitochondrial fusion and fission proteins. PLoS One 6(5): e20655.

Hutter, E., Unterluggauer, F., Uberall, H., Schramek, H y Jansen-Durr, P (2002). Replicative senescence of human fibroblasts: the role of Ras-dependent signaling and oxidative stress. Exp Gerontol 37(10-11): 1165-74.

Jahani-Asl, A., Cheung, E., Neuspiel, M., MacLaurin, J., Fortin, A., Park, D., McBride, H y Slack, R (2007). Mitofusin 2 protects cerebellar granule neurons against injury-induced cell death. J Biol Chem. 282, 23788-23798.

Jendrach, M., Mai, S., Pohl, S., Vöth, M. y Bereiter-Hahn, J (2008). Short- and long-term alterations of mitochondrial morphology, dynamics and mtDNA after transient oxidative stress. Mitochondrion 8, 293-304.

Kiyoshima, T., Enoki, N., Kobayashi, I., Sakai, T., Nagata, K., Wada, H., Fujiwara, Ookuma, H. Y y Sakai, H (2012). Oxidative stress caused by a low concentration of hydrogen peroxide induces senescence-like changes in mouse gingival fibroblasts. Int J Mol Med 30(5): 1007-12.

Knott, A y Bossy-Wetzel, E (2008). Impairing the mitochondrial fission and fusion balance: a new mechanism of neurodegeneration. Ann N Y Acad Sci. 1147, 283-292.

Koirala, S., Bui, H. T., Schubert, H. L., Eckert, D. M., Hill, C. P., Kay, M. S y Shaw, J. M (2010). Molecular architecture of a dynamin adaptor: implications for assembly of mitochondrial fission complexes. J Cell Biol 191(6): 1127-39.

Krendel, M., Sgourdas, G y Bonder, E. M (1998). Disassembly of actin filaments leads to increased rate and frequency of mitochondrial movement along microtubules. Cell Motil Cytoskeleton 40(4): 368-78.

Kuzmicic, J., Campo, A., Crisosto-López, C., Morales, E., Pennanen, C., Bravo-Sagua, R., Hechenleitner, J., Zepeda, R., Castro, F., Verdejo, E., Parra, V., Chiong, M y Lavandero S (2011). Dinámica mitocondrial: un potencial nuevo blanco terapéutico para la insuficiencia cardiaca. Rev Esp Cardiol. 64(10):916–923.

Lafferty-Whyte, K., Cairney, C. J., Jamieson, N. B., Oien, K. A y Keith, W. N (2009). Pathway analysis of senescence-associated miRNA targets reveals common processes to different senescence induction mechanisms. Biochim Biophys Acta 1792(4): 341-52.

Lee, Y. J., Jeong, S. Y., Karbowski, M., Smith, C. L y Youle, R. J (2004). Roles of the mammalian mitochondrial fission and fusion mediators Fis1, Drp1, and Opa1 in apoptosis. Mol Biol Cell 15(11): 5001-11.

Lee, H. C. y Wei, Y. H (2005). Mitochondrial biogenesis and mitochondrial DNA maintenance of mammalian cells under oxidative stress. Int J Biochem Cell Biol 37(4): 822-34.

Lee, B., Han, J. A., Im, J. S., Morrone, A., Johung, K., Goodwin, E. C., Kleijer, W. J., DiMaio, D y Hwang, E. S (2006). Senescence-associated beta-galactosidase is lysosomal beta-galactosidase. Aging Cell 5(2): 187-95.

Lee, S., Jeong, S., Lim, W., Kim, S., Park, Y., Sun, X., Youle, R., Cho, H (2007). Mitochondrial fission and fusion mediators, hFis1 and OPA1, modulate cellular senescence. J Biol Chem 282: 22977–22983.

Li, L., Pan, R., Li, R., Niemann, B., Aurich, A. C., Chen, Y y Rohrbach, S (2011). Mitochondrial biogenesis and peroxisome proliferator-activated receptor-gamma coactivator-1alpha (PGC-1alpha) deacetylation by physical activity: intact adipocytokine signaling is required. Diabetes 60(1): 157-67.

Liesa, M., Palacin, M y Zorzano, A (2009). Mitochondrial dynamics in mammalian health and disease. Physiol Rev 89(3): 799-845.

Lin, J., Handschin, C y Spiegelman, B. M (2005). Metabolic control through the PGC-1 family of transcription coactivators. Cell Metab 1(6): 361-70.

López-Díazguerrero N. E., Martínez, G., C., Königsberg, F. M (2005). La Senescencia Replicativa como una Respuesta Celular al Estrés. REB 24(2): 47-53.

Lopez-Lluch, G., Irusta, P. M., Navas, P y Cabo, R (2008). Mitochondrial biogenesis and healthy aging. Exp Gerontol 43(9): 813-9.

Lueken, A., Juhl-Strauss, U., Krieger, G y Witte, I (2004). Synergistic DNA damage by oxidative stress (induced by H2O2) and nongenotoxic environmental chemicals in human fibroblasts. Toxicol Lett 147(1): 35-43.

Lyamzaev, K., Izyumov, D., Avetisyan, A., Yang, F., Pletjushkina, O y Chernyak, B. (2004). Inhibition of mitochondrial bioenergetics: the effects on structure of mitochondria in the cell and on apoptosis. Acta Biochim Pol, 51, 553-562.

Mai, S., Klinkenberg, M., Auburger, G., Bereiter-Hahn, J., y Jendrach M (2010). Decreased expression of Drp1 and Fis1 mediates mitochondrial elongation in senescent cells and enhances resistance to oxidative stress through PINK1. J Cell Sci, 123, 917-926.

Mahmood, T., y Yang, P. C. (2012). Western Blot: Technique, Theory, and Trouble Shooting. North Ame J of Medical Sciences, 4(9), 429–434. doi:10.4103/1947-2714.100998

Makpol, S., Abdul, N., Hui, C. K y Ngah, W. Z (2012). Inhibition of mitochondrial cytochrome c release and suppression of caspases by gamma-tocotrienol prevent apoptosis and delay aging in stress-induced premature senescence of skin fibroblasts. Oxid Med Cell Longev 2012: 785743.

Marnett, L. J., Weller, P. E., Markey, C. M., Alward, A y Dix, T. A (1985). Transformations of unsaturated fatty acid hydroperoxides. Adv Prostaglandin Thromboxane Leukot Res 15: 143-6.

Molina, A. J. y Shirihai O. S (2009). Monitoring mitochondrial dynamics with photoactivatable [corrected] green fluorescent protein. Methods Enzymol 457: 289-304.

Navratil, M., Terman, A y Arriaga, E. A (2008). Giant mitochondria do not fuse and exchange their contents with normal mitochondria. Exp Cell Res. 314, 164-172.

Nitz, I., Ewert, A., Klapper, M y Doring, F (2007). Analysis of PGC-1alpha variants Gly482Ser and Thr612Met concerning their PPARgamma2-coactivation function. Biochem Biophys Res Commun 353(2): 481-6.

Ngo, K., Pomatto, D., Bota, A., Koop, L y Davies, A (2011). Impairment of Lon-Induced Protection Against the Accumulation of Oxidized Proteins in Senescent Wi-38 Fibroblasts. J Gerontol A Biol Sci Med. 66A(11):1178–1185.

Olichon, A., Emorine, L. J., Descoins, E., Pelloquin, L., Brichese, L., Gas, N., Guillou, E., Delettre, C., Valette, A., Hamel, C. P., Ducommun, B., Lenaers, P y Belenguer, P (2002). The human dynamin-related protein OPA1 is anchored to the mitochondrial inner membrane facing the inter-membrane space. FEBS Lett 523(1-3): 171-6.

Otera, H. y Mihara, K (2011). Discovery of the membrane receptor for mitochondrial fission GTPase Drp1. Small GTPases 2(3): 167-172.

Otera, H., Wang, C., Cleland, M. M., Setoguchi, K., Yokota, S., Youle, R. J y K. Mihara (2010). Mff is an essential factor for mitochondrial recruitment of Drp1 during mitochondrial fission in mammalian cells. J Cell Biol 191(6): 1141-58.

Parrinello, S., Samper, E., Krtolica, A., Goldstein, J., Melov, S y Campisi, J (2003). Oxygen sensitivity severely limits the replicative lifespan of murine fibroblasts. Nature Cell Biology 5: 741-747.

Pascal, T., Debacq-Chainiaux, F., Chretien, A., Bastin, C., Dabee, A. F., Bertholet, V., Remacle, J y O. Toussaint (2005). Comparison of replicative senescence and stress-induced premature senescence combining differential display and low-density DNA arrays. FEBS Lett 579(17): 3651-9.

Perfettini, J., Roumier, T y Kroemer, G (2005). Mitochondrial fusion and fission in the control of apoptosis. Trends Cell Biol. 15, 179-183.

Rodier, F. y Campisi, J (2011). Four faces of cellular senescence. The Journal of Cell Biology 192(4): 547-556.

Scarpulla, R. C (2011) Metabolic control of mitochondrial biogenesis through the PGC-1 family regulatory network. Biochim. Biophys. Acta 1813, 1269–1278.

Scarpulla, R. C., Vega, R. B. y Kelly, D. P (2012). Transcriptional integration of mitochondrial biogenesis. Trends in Endocrin Met 23(9): 459-466.

Schneider, E. L. y Mitsu, Y (1976). The relationship between in vitro cellular aging and in vivo human age (in vitro lifespans/replicative capabilities/old and young donor human skin fibroblasts/early and late passage WI-38 cells). Cell Biol 73(10): 3584-3588.

Seo, A. Y., Joseph, A. M., Dutta, D., Hwang, J. C., Aris, J. P y Leeuwenburgh, C (2010). New insights into the role of mitochondria in aging: mitochondrial dynamics and more. J Cell Sci 123 (Pt 15): 2533-42.

Sugioka, R., Shimizu, S y Tsujimoto, Y (2004). Fzo1, a protein involved in mitochondrial fusion, inhibits apoptosis. J Biol Chem. 279, 52726-52734.

Taguchi, N., Ishihara, N., Jofuku, A., Oka, T. y Mihara, K (2007). Mitotic phosphorylation of dynamin-related GTPase Drp1 participates in mitochondrial fission. J Biol Chem. 282, 11521-11529.

Unterluggauer, H., Hütter, E., Voglauer, R., Grillari, J., Vöth, M., Bereiter-Hahn, J., Jansen-Dürr, J y Jendrach, M (2007). Identification of cultivation-independent markers of human endothelial cell senescence in vitro. Biogerontology 8, 383-397.

Wenz, T (2011). Mitochondria and PGC-1alpha in aging and age-associated diseases. J Aging Res. 810619.

Wenz, T (2013). Regulation of mitochondrial biogenesis and PGC-1α under cellular stress. Mitochondrion 13 (2): 134-142.

Vanhorebeek, I., Gunst, J., Derde, S., Derese, I., Boussemaere, M., D'Hoore, A., Wouters, P. J y Van den Berghe, G (2012). Mitochondrial fusion, fission, and biogenesis in prolonged critically ill patients. J Clin Endocrinol Metab 97(1): E59-64.

Yaffe, M. P (1999). Dynamic mitochondria. Nat Cell Biol 1(6): E149-50.

Yoon, Y., Krueger, E., Oswald, B y McNiven, M (2003). The mitochondrial protein hFis1 regulates mitochondrial fission in mammalian cells through an interaction with the dynamin-like protein DLP1. Mol Cell Biol 23(15): 5409-20.

Yoon, Y., Yoon, D., Lim, I., Yoon, S., Chung, H., Rojo, M., Malka, F., Jou, M., Martinou, J y Yoon, G (2006). Formation of elongated giant mitochondria in DFO-induced cellular senescence: involvement of enhanced fusion process through modulation of Fis1. J Cell Physiol. 209, 468-480.

Youle, R y Bliek, A (2012). Mitochondrial fission, fusion, stress. Science 337: 1062–1065.

Zottini, M., Barizza, E., Bastianelli, F., Carimi, F y Lo Schiavo, F (2006). Growth and senescence of Medicago truncatula cultured cells are associated with characteristic mitochondrial morphology. New Phytol. 172, 239-247.